国立成育医療研究センター

基本から実践まで!! すぐに役立つ
医療保育実践マニュアル

編集 国立研究開発法人 国立成育医療研究センター
National Center for Child Health and Development

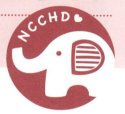

診断と治療社

監修の序

　本書が世にでるきっかけは，私が当院病棟保育士の方々に「今，日常業務で行っていることをまとめてみないか」と提案したことでした．驚いたことに，すでに，彼女達は，系統立てて，疾患別にして，細かなマニュアルを作成し，それをもとに病棟での保育業務を行っていました．前から，医療保育に関する書籍は発刊されていますが，単施設で行っている医療保育の現場経験をもとにまとめたマニュアルは，私が知る限り，本書が初めてかと思います．

　国立成育医療研究センター病院には，希少・難病疾患，重症疾患の子ども達が，全国から入院します．小児の入院医療は，医師，看護師のみで高いレベルを保つことはできません．この「高いレベル」の入院医療というのは，疾患の寛解，軽快という疾病オリジンの事象がよくなったということだけでなく，病棟内での良好な患者・家族のQOLの担保，子ども達の年齢・疾病重症度に見合った遊びの提供，精神・心理的負担の軽減を行っていなければなりません．日本の医療供給制度の原則の1つに，国民皆保険制度による医療費の安価な自己負担があります．全体の医療費も，世界から見れば，安く設定されています．安価な医療費ということは，裏を返せば，病院経費も少額になるということです．このような病院経費の少額な環境下で，子ども達の入院環境を向上させることは，病院経営上大きな困難があります．だからと言って，欧米の小児病院に比べて病棟内QOLは低くてもよいということにはなりません．繰り返しですが，医師，看護師のみで入院医療を行う時代は終わっていると言わざるを得ません．その時代背景もあり，病棟保育士の存在は，診療報酬上でも考慮されるようになりました．子どもたちには教育を受ける権利があります．同じレベルで，子どもたちは「保育」を享受できなければなりません．それは，病棟でも同じです．

　本書では，病児の保育はもちろんのこと，保育記録の実際，保育における安全対策，他の職種との連携の仕方，代表的疾患別の保育実践内容などがまとめられています．これらは，国立成育医療研究センター病院で実際に行っている医療保育内容です．他の施設では，また別の考え，実践方法があるかと思います．医療保育のあり方は，これからも，目まぐるしく改善されていくかと思います．そのような状況において，本書が，その一助になれば幸いです．

　本書がこの世に出るまでには，国立成育医療研究センター病院病棟保育士の加藤さん，

豊田さん，八尾さん，山田さんの努力はもちろんのこと，診断と治療社の坂上さん，土橋さんには，忍耐強く援助をしていただきました．この場を借りて，心より御礼申し上げます．

　本書が，これからの日本における医療保育の現場に貢献できるよう願って，序を閉じさせていただきます．

2016年7月

国立研究開発法人　国立成育医療研究センター病院長

賀藤　均

はじめに

　国立成育医療研究センターは2002年3月に開院し，今年で14年目を迎えました．当センターは「成育医療」すなわち，ライフサイクルとして捉えた医療体系として，受精卵から胎児，新生児，乳児，幼児，学童，思春期，生殖世代となって次の世代を生み育てるという人生のサイクルにおける心身の病態を包括的・継続的にみる医療を行っています．そのなかで，保育士は主に乳児，幼児，学童・思春期の患者・家族にかかわっています．

　開院当初は6名の保育士が乳幼児病棟6病棟，各1名で保育を行ってきました．当初は保育体系も整っておらず，試行錯誤で多くの方の力を借りて今日まできました．2013年より学童・思春期病棟にも保育士が配置され，現在は8病棟，8名の保育士がそれぞれの病棟の特色に応じた保育活動を展開しています．

　私たちは様々な疾患をもち，入院をしている患者・家族を対象に5つの保育目標を立てて，医療チームの一員として，保育活動を実践しています．本書では患者・家族に対して成長・発達や疾患に応じて遊び，話し相手，入院生活の援助，心理的なサポート，家族支援など保育士との様々なかかわりを保育活動としています．

　今回は当センターの保育士が活用している「保育士業務マニュアル」「保育記録記載マニュアル」をもとに，"医療現場における保育士教育"と"症例別にみた保育支援"を追加し，医療保育の基本から実践までをまとめました．倫理的配慮から，実際の事例ではなく，私たちが経験した内容をもとに作成した模擬症例となっています．また本書で使用した症例写真については患者・家族の承諾を得て掲載しています．

　本書を医療保育に携わっている保育士や今後医療保育を目指す方々の参考にしていただけると幸いです．

　出版にあたり，看護部をはじめ，様々な診療科の先生方の助言やご指導，成育医療研究センターの立ち上げ当初よりご尽力くださった保育士の皆様に心より深く感謝を申し上げます．

国立研究開発法人　国立成育医療研究センター

主任保育士

加藤ゆみえ

国立成育医療研究センターの理念と方針

❶ 理　念

　国立成育医療研究センターは，病院と研究所が一体となり，健全な次世代を育成するための医療と研究を推進します．

❷ 基本方針

1) 成育医療の調査・研究を推進します．
2) 成育医療のモデル医療や高度先駆的な医療を提供します．
3) 成育医療の専門家の育成や啓発普及のための教育研究を推進します．
4) 成育医療に関する情報の集積と発信を行います．

❸ 子どもの患者の憲章

1) 子どもたちは，いつでもひとりの人間として大切にされます．
2) 子どもたちは，どんな病気であっても，もっともよいと考えられる診療を受けることができます．
3) 子どもたちは，病気のことや病気を治していく方法について，それぞれの年齢や理解度にあわせて，必要で十分な説明を受けることができます．
4) 子どもたちは，病気のことや病気を治していく方法について，自分の考えを病院の人やご家族に伝えることができます．
5) 子どもたちは，自分で自分の健康についての意思決定ができないとき，代わってご家族に決めてもらうことができます．
6) 子どもたちは，不安なことやわからないことがあるときは，病院の人やご家族に話したり，聞いたりすることができます．
7) 子どもたちは，身体的，情緒的，発達的ニーズにこたえられるスタッフによるケアを受けることができます．
8) 子どもたちは，親または親に代わる人と一緒に過ごすことができます．
9) 子どもたちは，年齢や症状にあわせて，遊び，レクリエーションに参加し，教育を受けることができます．
10) 子どもたちのプライバシーは，いつでも守られます．

❹ 看護部の理念

命をはぐくみ，子どもと家族の未来を支える看護をめざします．

❺ 看護部の方針

1) 生命と人間性を尊重した看護を実践します．
2) 成長発達を助け，次のライフステージを見据えた支援を行います．
3) 成育看護を創造・発展させる人材を育成します．

❻ 保育方針

当センターの「理念と方針」，「子どもの患者の憲章」，看護部の「理念と方針」に基づき，6つの保育方針を挙げています．

1) 子どもを温かく受容し，子どもが安心感と信頼感をもって生活できる環境を提供します．
2) 安全に配慮し，一人ひとりの病状にあった環境を整え保育を行います．
3) 興味・関心に基づいた直接的体験が得られる保育を展開します．
4) 発達に必要な体験が得られるよう，遊びを通して総合的に保育を行います．
5) 子どもの相互の関係づくりや集団活動をいかし，保育を行います．
6) 家族と連携し，子どもが豊かな生活経験ができるよう保育を行います．

これらの方針のもと，「子ども一人ひとりの病気の経過と成長・発達に合った保育の提供」を目指し，医師，看護師はじめ，様々なスタッフと情報共有を図り，子どもと家族の状況を把握して，保育活動を行っています．

医療保育とは

日本医療保育学会（http：//www.iryouhoiku.jp/）では，医療保育を「医療を要する子どもとその家族を対象として，子どもを医療の主体として捉え，専門的な保育支援を通じて，本人と家族のQOLの向上をめざすことを目的とする．」と定義しています．保育支援とは，医療を要する子どもと家族に対して行われる保育士による保育（養護と教育）と支援の全てを指します．

医療現場で働く保育士の役割は，一人ひとりの疾病の経過に応じて，下記の知識と技術を持ち，医療チームのなかで他職種と連携を図りながら，保育支援を行うことです．

目 次

- 監修の序 ……………………………………………………………………………………… ii
- はじめに ……………………………………………………………………………………… v
- 国立成育医療研究センターの理念と方針 ………………………………………………… vi
- 執筆者一覧 …………………………………………………………………………………… x

A章　保育の基本 …………………………………………………………………… 1
Ⅰ．保育のねらいと役割 ………………………………………………………………… 2
Ⅱ．係活動とその他の業務 ……………………………………………………………… 4
　　1．係活動 ……………………………………………………………………………… 4
　　2．保育士が参加している会議，他職種カンファレンスなど ………………………… 4
Ⅲ．保育士の1日と保育過程 …………………………………………………………… 6
　　1．保育士業務「1日の流れ」 ………………………………………………………… 6
　　2．保育過程 …………………………………………………………………………… 8
Ⅳ．保育活動 ……………………………………………………………………………… 10
　　1．保育活動を実施するうえでの留意事項 ………………………………………… 10
　　2．情報収集の項目 …………………………………………………………………… 12
　　3．集団保育 …………………………………………………………………………… 17
　　4．個別保育 …………………………………………………………………………… 20
　　5．ぽけっと保育 ……………………………………………………………………… 24
　　6．保育行事 …………………………………………………………………………… 26
Ⅴ．生活援助と家族支援 ………………………………………………………………… 32
　　1．食　事 ……………………………………………………………………………… 32
　　2．排　泄 ……………………………………………………………………………… 34
　　3．清潔（歯磨き・手洗い・うがい・鼻かみなど） ………………………………… 36
　　4．睡眠（生活リズム・休息） ………………………………………………………… 39
　　5．着脱衣 ……………………………………………………………………………… 40
　　6．家族支援 …………………………………………………………………………… 42
Ⅵ．保育活動中に起こりうる事故と安全対策 ………………………………………… 46
　　1．保育活動中に起こりうる事故 …………………………………………………… 46
　　2．安全対策 …………………………………………………………………………… 47
　　3．災害時の対応 ……………………………………………………………………… 53

B章　保育の実践 …………………………………………………………………… 57
Ⅰ．保育記録マニュアル ………………………………………………………………… 58
　　1．医療現場における保育記録 ……………………………………………………… 58
　　2．保育記録の体系 …………………………………………………………………… 59
　　3．保育記録記載の流れ ……………………………………………………………… 61
Ⅱ．症例別にみた保育支援 ……………………………………………………………… 73
　　1．クローン病の治療のため入院した12歳10か月女児 …………………………… 73

  2. アトピー性皮膚炎の治療のため入院となった 1 歳 8 か月男児 ················· 76
  3. 気管支喘息で緊急入院となった 3 歳 6 か月男児 ···························· 79
  4. 先天性心疾患（ファロー四徴症）により出生時より入院している 3 か月女児 ········ 81
  5. 心房中隔欠損症の心内修復術を受ける 7 歳 2 か月女児 ························ 84
  6. ネフローゼ症候群の治療のため入院となった 2 歳 9 か月男児 ················· 87
  7. 急性リンパ性白血病と診断された 6 歳 3 か月女児 ·························· 91
  8. 細気管支炎（RS ウイルス肺炎）のため緊急入院となった 2 歳 3 か月男児 ········· 95
  9. 内服コントロールのため入院となった重症心身障害児 6 歳 7 か月男児 ·········· 97
  10. 虐待を疑われた 4 歳 10 か月男児 ····································· 100
  11. 川崎病で緊急入院となった自閉スペクトラム症 5 歳 6 か月男児 ··············· 102
  12. 未熟児網膜症の手術のため入院した 6 か月女児 ··························· 105
  13. 上腕骨顆上骨折で入院となった 7 歳 1 か月女児 ··························· 108
  14. 口蓋扁桃肥大によりアデノイド摘出手術を受ける 6 歳 6 か月男児 ·············· 111
  15. 在宅移行する低酸素性虚血性脳症の 9 か月男児 ··························· 113

C章　多職種連携と医療現場における保育士教育 ·························· 119

 Ⅰ. 多職種との連携について ··· 120
  1. 医療現場での多職種について ··· 120
  2. 他部署との連携 ··· 120
  3. チーム医療における保育士のあり方 ···································· 121
 Ⅱ. 医療現場における保育士教育 ·· 123
  1. 大学教育における保育学科 ··· 123
  2. 病棟保育士の養成と現状の課題 ······································· 124
  3. 現場での教育のあり方〜当センターでの新採用者教育（入職 1 〜 3 年目） ········ 126

・医療保育の発展を願って ·· 133

・参考文献 ·· 134
・索　引 ··· 135

---

column

ボランティア受け入れについて…31／きょうだい支援…45／虐待などの症例にかかわる記載をするとき…59／腎不全について…90／造血幹細胞移植を受ける患者への保育支援について…94／終末期医療を受ける患者の保育支援について…94／病棟以外の活動の場…117／当センターの保育士に求められること…131

◎本文中の "＊" は「MEMO」, "※" は「用語説明」の参照を示します.

執筆者一覧

■編　　集
国立成育医療研究センター

■監　　修
賀藤　　均（国立成育医療研究センター病院長）

■編集主幹
田中　恭子（国立成育医療研究センターこころの診療部医長）
嶋田せつ子（国立成育医療研究センター副看護部長）

■編集委員
加藤ゆみえ（国立成育医療研究センター医療保育専門士）
豊田江利子（国立成育医療研究センター医療保育専門士）
八尾　正美（国立成育医療研究センター医療保育専門士）
山田　麻奈（国立成育医療研究センター保育士）

■執　　筆（五十音順・肩書略）
相澤みゆき（今治明徳短期大学幼児教育学科）
小野　鈴奈（総合母子保健センター　愛育病院）
加藤ゆみえ（国立成育医療研究センター）
豊田江利子（国立成育医療研究センター）
林　　典子（帝京平成大学現代ライフ学部児童学科）
八尾　正美（国立成育医療研究センター）
山田　麻奈（国立成育医療研究センター）

A章

保育の基本

Ⅰ. 保育のねらいと役割
Ⅱ. 係活動とその他の業務
Ⅲ. 保育士の1日と保育過程
Ⅳ. 保育活動
Ⅴ. 生活援助と家族支援
Ⅵ. 保育活動中に起こりうる事故と安全対策

A章 保育の基本

1 保育のねらいと役割

　当センターでは何らかの疾病により，生活および活動に制限のある子どもを保育の対象として，医療と保育が一体となり，成長・発達過程にある子どもを援助・育成しています．このことは医療保育の特性とも言えます．このような保育を治療にかかわる様々な医療スタッフと連携を図りながら，保育士も医療チームの一員として実践していく必要があります．

　そこで，当センターでは入院による子どもおよび家族の身体的・心理的変化を全体的に捉え，入院患者のQOLの向上と社会復帰を目指し，その際の保育士としての視点を5つ設けて「保育目標」としています．具体的にはまず安全に過ごせる環境を整えて入院生活への適応ができるよう，生活の支援を行います．そのなかで，保育士との信頼関係を築き，患者（子ども）にとって生活の中心である遊びと学習の援助を行い，情緒の安定した生活が送れるよう配慮します．そして，集団活動や様々な体験を提供し，発達を促します．さらにこれらの過程を家族とともに送れるよう家族を援助します．この一連の流れを通しQOLの向上という目的に向かって保育を行うことが保育士の大きな役割といえます（図1）．

　また，保育をする際には個々の保育目標をもとに「保育のねらい」，「患者目標」に分けて考え，個々のニーズに応じた保育を行っています（表1）．

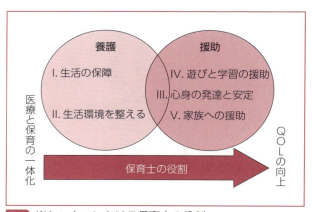

図1　当センターにおける保育士の役割
上の図は当センターの保育士の役割を図式化したものです．
I〜Vが患者に対する視点で，同時に保育士の役割と考えています．

> **MEMO**
> 当センターの保育支援とは，医療を要する子どもと家族に対して行われる保育士による「養護と教育」ではなく，「養護と援助」として，保育支援を行っています．

I. 保育のねらいと役割

表1 保育の目標・ねらい・患者目標

保育目標	保育のねらい	患者目標
I. 生活の保障	1. 生命の保持を図る	①生理的欲求が満たされる，②自らの苦痛を表現することができる，③疾患やセルフケアの知識をもとに，自らの行動を選択し実行に移す
	2. 生活習慣の自立を援助する	①基本的生活習慣を身につけることができる，②日常生活に必要な習慣や態度を身につけ，自立することができる
	3. 入院生活への適応を援助する	①入院による不安や寂しさが緩和する，②入院生活に慣れ，適応することができる，③入院によるストレスが緩和する，④心理的混乱がなく，入院生活を送ることができる
II. 生活環境を整える	1. 安全な環境を整える	①安全な生活に必要な習慣や態度を身につけることができる，②年齢・発達段階に応じて，感染予防行動を実施することができる
	2. 身近な環境を整える	①病状・症状に合った環境で，安楽に過ごすことができる，②安静度に合わせて活動ができる，③周囲の環境や季節を感じ，生活を送ることができる，④生活に変化を持ち，刺激を得ることができる
	3. 生活のリズムを整える	①生活のリズムが安定する，②規則正しい生活を送ることができる，③自主的に生活を送ることができる
	4. 心休まる環境をつくる	①安心して穏やかな気持ちで，入院生活を送ることができる，②心身の状態に応じて，適切な休息をとることができる
III. 心身の発達と安定	1. 信頼関係を築く	①保育士との関係を築くことができる，②人とかかわる力が育つ，③他者との関係を築くことができる，④他者とコミュニケーションを図ることができる
	2. 情緒の安定を図る	①心理的不安が緩和する，②安定感を持って過ごすことができる，③保育活動を通して，心理的安定を保つことができる，④自分の気持ちや考えを安心して表すことができる，⑤自己を肯定する気持ちを持つことができる
	3. 成長・発達を援助する	①発達過程や心身の状態に応じて，発達することができる，②入院による成長・発達の遅延や後退が最小限にとどまる
	4. 保育環境を整える	①生活経験が豊かになる，②生活環境を拡大し，他者と過ごすことができる，③集団活動の雰囲気を味わう，④主体的に保育活動に参加することができる，⑤集団活動のなかで，社会性を身につけることができる
	5. 心身が安定した治療生活を支援する	①前向きな気持ちで，治療に参加することができる，②心身ともに安定した状態で，治療生活を送ることができる，③入院生活や疾患に対する感情や思いを表出することができる，④治療に対して主体的に取り組むことができる，⑤入院生活や治療に伴うストレスを発散することができる，⑥自分の気持ちや行動を調整することができる
	6. 退院に向けて支援する	①退院後の生活に向けた気持ちを持つことができる，②退院に対する感情や思いを表出することができる，③家庭での生活へ円滑に移行することができる，④社会生活へ円滑に移行することができる
IV. 遊びと学習の援助	1. 遊びの充実を保障する	①病状や年齢・発達段階に合った遊びができる，②遊びを通して，達成感や充実感を味わうことができる，③自己を十分に発揮して遊ぶことができる，④他者との交流を深めることができる
	2. 気分転換活動の場を設ける	①病状や年齢・発達段階に合った活動ができる，②活動を通して，達成感や充実感を味わうことができる，③患者同士の関係を深めることができる
	3. 学習を援助する	①病状や年齢・発達段階に合わせて，学習に取り組むことができる，②学習意欲を維持することができる
V. 家族への援助	1. コミュニケーションを図る	①信頼関係が深まる，②感情や思いを表出することができる
	2. 不安を緩和する	①入院生活に関する不安を緩和することができる，②患者の成長・発達に関する不安を緩和することができる，③育児に関する不安を緩和することができる，④家族に及ぼす影響に関する不安を緩和することができる，⑤退院に関する不安を緩和することができる
	3. 子育て支援をする	①愛着関係を築くことができる，②育児に関することを習得することができる，③心身が安定したなかで，患者の入院生活を支えることができる，④年齢・発達段階や状況に応じて，育児をすることができる，⑤家庭での生活へ円滑に移行することができる
	4. 家族を支援する	①家族が現状を理解し，変化した生活に適応できる，②家族が心身ともに安定した生活を送ることができる，③きょうだいが心理的負担を軽減することができる

A章 保育の基本

II 係活動とその他の業務

1 係活動

当センターでは患者のQOLの向上を目指すとともに，保育の質の向上や保育業務の効率化などを目的に，主任業務（保育業務全体の管理，保育見学・研修対応，院外研修の周知）のほか7つの担当係に分けて各係業務を遂行しています（表1）.

表1 係の役割と業務内容

担当係	業務
業務係	保育業務の標準化
物品係	保育物品の管理・請求
行事係	行事運営の管理，ぽけっと保育の企画・運営
研修係	勉強会の企画・運営，院内研修の周知
記録係	保育記録記載内容の標準化 電子カルテシステムに関する情報管理部との連絡調整
リスクマネージメント係	事故防止・感染拡大防止に関する注意喚起 インシデントの分析・対策検討
教育係	新採用者～3年目の指導，経年者教育

2 保育士が参加している会議，他職種カンファレンスなど

❶ 保育士ミーティング（保育士全員参加）

当センターでは週に1回，保育士が集まりミーティングを行っています．各係からの活動報告・課題の検討，行事準備，各病棟の保育状況の報告，患者についての情報交換など，保育の方向性を確認し合う場として大切な役割を果たしています．

❷ 保育士連絡会（保育士全員参加）

奇数月，年6回開催されます．出席者は保育士担当の副看護部長，保育士が配属されている病棟の看護師長，保育士で構成されています．会議では保育士の係活動や保育士ミーティングで検討された内容について報告をします．また，検討事項について相談やアドバイスをもらいます．

❸ 病棟会（保育士全員参加）

月に1回（8月以外）配属病棟にて病棟スタッフの一員として参加します．看護師長や各委員会からの報告，病棟運営上の検討などを行います．また，保育士から行事のお知らせや保育活動などに関することを伝達または相談します．

❹ 感染防止対策リンク部会

当センターでは院内感染防止対策委員会の下部組織として感染制御チーム（ICT：Infection Control Team）の活動を支援するために感染防止対策リンク部会が設置されています．感染防止対策リンク部会のメンバーは各部門，各診療科の職員で構成されており，感染制御チームと連携して感染防止対策を行っています．

部会は毎月1回開催され，院内感染防止対策に関する事項について情報を共有しています．

❺ こどもサポートチーム（小児がん緩和ケアチーム）

毎週火曜日，医師，看護師，薬剤師，管理栄養士，放射線技師，理学療法士，作業療法士，臨床心理士，保育士，CLS（チャイルド・ライフ・スペシャリスト），SW（ソーシャルワーカー）などで症例カンファレンスを行っています．

❻ PSC（psychosocial care）カンファレンス

毎週木曜日，医師，看護師，臨床心理士，保育士，CLS，SW，作業療法士，院内学級の教師が集まり，患者・家族のこころのケアやきょうだい支援，医療費助成の申請や復園・復学へ向けた調整など，療養に伴う心理社会面の支援（psychosocial care）を検討しています（C章Ⅰ参照）．

A章　保育の基本

III 保育士の1日と保育過程

1 保育士業務「1日の流れ」

当センターの1日の流れと保育士の動きについてまとめたものが表1です．
保育士は日勤帯(8：30～17：15)の勤務になります．

表1 保育士業務の流れ

時間	患者	流れ	内容	留意事項・参照項目
8：30		準備	・保育士ワゴンの準備 ・業務分担表＊を準備	
		申し送り (病棟によって異なる)	・患者と家族に関する情報共有 ・院内での情報や連絡事項を共有 ・病棟スタッフの院内会議などの予定を把握 ・保育行事などの伝達 ・保育士不在時間の伝達	・夜間の様子，緊急入院患者を把握する ・病棟内で流行している感染症などを把握する ・配慮や注意を必要とする患者と家族の情報を把握する ・看護師の協力が必要な際には時間や場所，内容を伝え，協力依頼をする → A章IV-6参照
		環境整備	・プレイルーム内の整理整頓，清掃 ・玩具や本の整理，点検，清拭 ・棚，テーブル，椅子，窓の桟の拭き掃除	・破損，紛失がないか確認する ・玩具の消毒，整理整頓を行う → A章VI-2-④参照
9：00	遊びや学習 院内学級に登校・ベッドサイド授業	情報収集	・患者の様子や予定を電子カルテより情報収集	・夜間入院や当日入院，転棟してくる患者と家族の把握や本日の予定を確認する → A章IV-2参照
		受け持ち看護師と情報交換	・患者と家族に関する情報交換 ・保育支援の計画や保育予定を伝達 ・患者の1日のスケジュールを確認 ・保育時間の調整	・患者の病状，患者と家族の様子，看護計画などを確認する ・保育士がアセスメントした内容，保育の計画，患者と家族の様子など，情報提供する

(次ページつづく)

Ⅲ．保育士の1日と保育過程

9:30	バイタルサインの測定 診察 身体の清潔 検査・処置 手術・リハビリ 入院・退院	挨拶	・患者と家族に声かけ ・患者の状態把握 ・家族とのコミュニケーション ・保育予定の伝達	・患者と家族の表情や行動，言動を観察する ・保育活動に必要な情報収集をする ・体動制限，体勢，チューブ類(p.11，用語説明参照)，医療機器類の配置などに留意する ・ベッド柵がしっかり上がっているか，危険行動などを注意喚起する ・ベッド上の玩具，タオル類などの整理整頓を行う ・ベッド上や室内にある玩具を点検し，必要に応じて安全性などを家族に注意喚起する(誤飲チェッカーの活用 p.47，図1参照) → A章Ⅵ-2参照
		保育活動の見直し	・個々の患者のアセスメントをし，本日の保育計画を決定する	・情報収集したこと，観察から得られたことなどを総合的に分析して，保育支援の予定を見直す(保育支援の優先順位を検討)
10:00	おやつ 離乳食②※	おやつ	・おやつ介助 ・離乳食介助	・患者確認をして，食事の介助をする → A章Ⅴ-1参照
10:30	集団保育 個別保育	保育活動	・集団，個別保育	→ A章Ⅳ-3, 4参照
	排泄 手洗い	排泄・手洗い介助	・排泄，手洗い介助	→ A章Ⅴ-2, 3参照
12:00	昼食 離乳食③※	昼食	・昼食準備 ・食事介助	→ A章Ⅴ-1参照
	口腔ケア	口腔ケア・清潔介助	・歯磨き援助	→ A章Ⅴ-3参照
	午睡	午睡援助		→ A章Ⅴ-4参照
		保育記録記載	・保育参加記録 ・保育計画立案 ・保育計画実施記録 ・保育計画評価 ・情報提供	・カルテ開示時に支障をきたさぬよう配慮して記録する ・計画立案や評価は，患者の担当看護師と相談して行う ・基本的には，午前中の記録は休憩前に記載する → B章Ⅰ参照
13:00		(休憩)		
14:00	個別保育	保育活動	・個別保育	→ A章Ⅳ-4参照
14:30	ぽけっと保育		・ぽけっと保育	・活動内容に合わせて事前準備をしておく → A章Ⅳ-5参照
15:00	おやつ 離乳食①②※	おやつ	・おやつ介助 ・離乳食介助	→ A章Ⅴ-1参照
	家族とのコミュニケーション 遊び 学習	家族とのコミュニケーション 保育活動	・家族とコミュニケーションをとり，保育に必要な情報収集をする ・集団，個別保育	・必要に応じて，内容を電子カルテに記載したり，他職種へ口頭で情報提供したりする → A章Ⅴ-6参照

(次ページつづく)

16：00		保育士ミーティング 保育士連絡会	・会議等で情報共有，提供，交換を行う ・保育士ミーティング ・保育士連絡会 　（その他にも会議，委員会，カンファレンスなど）	・病棟を不在にする際は，病棟看護師長に不在になる旨を報告する ・ミーティングや連絡会にかける議題や伝達事項，報告事項を事前に検討しておく ・保育士が得た情報を的確に提供するために，事前に情報を整理しておく
		口頭での情報交換 情報提供	・必要に応じて，保育中の様子を看護師，医師，その他スタッフに，口頭で報告や情報提供する	
		保育記録	・保育参加記録 ・保育計画立案 ・保育計画実施記録 ・保育計画評価 ・情報提供	・計画立案や評価は，患者の担当看護師と相談して行う →B章I参照
		保育活動や行事の準備		・保育教材の準備，壁面制作，行事準備などを行う
		係活動	・係業務や話し合い	
17：15		勤務終了	・保育士ワゴンの片づけ	

※離乳食は家族と相談し，食事の形態や回数を決めます．
　離乳食①：1回食（15：00），離乳食②：2回食（10：00，15：00），離乳食③：3回食（7：00，12：00，18：00）

> **MEMO**
> * 業務分担表
> 当センターで使用している当日の看護師が受け持つ患者の名前が記載されている用紙のこと．

2 保育過程

　保育過程とは，日々の状況に応じた保育支援を行っていくための判断の流れであり，患者の保育ニーズを把握していく思考の過程です．また，一人ひとりの患者に合わせた保育支援を実践していくためのものでもあり，下記のステージに分類されます．

　①情報収集（患者・家族の基本情報，病状，治療計画，活動制限，心理的状況，発達段階，入院環境など，保育支援を行うために必要な情報を収集し，全体像を把握）
　②アセスメント（収集した情報を整理し，分析）(p.16，保育アセスメントの項参照）
　③問題点と保育ニーズの把握（分析した結果をもとに，患者にどのような保育支援が必要であるかを推測）
　④保育支援の計画（全体像・保育ニーズをもとに，当センターの保育目標である5つの視点で保育支援の計画を行う．この保育支援の計画をもとに，保育のねらいを設定）
　⑤実施（保育支援の計画をもとに設定した保育目標に対して，一人ひとり患者の疾病の経過と年

齢, 成長・発達に応じた保育支援を行う. 保育内容や環境構成など踏まえて実践)
⑥評価(保育のねらいに対する患者の反応を評価し, 今後の保育支援を検討)

　これらの一連の流れを繰り返していきます. このように保育支援の経過を文章化したものが保育記録となります(B章Ⅰ参照).

A章　保育の基本

IV　保育活動

1　保育活動を実施するうえでの留意事項

当センターでは「遊び」「生活援助を含む日常生活場面」「家族支援」のことを保育活動としています．これらを実施するうえで基本的な留意事項を以下に示します．情報収集，準備，保育活動の実施，報告の4つに分けられ，これらは必ずやるべきこととして位置づけられます．

❶ 情報収集

医療現場では各患者の疾患や病状に応じた配慮が必要になります．子どもとかかわるには必ずアセスメントをして保育ニーズを把握します．基本的な患者情報（氏名・疾患・年齢など）に加え，各患者を知るために必要な情報（治療計画・方針，発達段階，家庭での様子や家族背景など）を把握しておかなければなりません（A章IV-2参照）．

- 基本情報（プロフィール，入院目的，患者・家族の様子など）の把握．
- 疾患・障がいに関すること（概要，治療計画・方針，留意点など）の把握．
- 成長・発達や生活，患者の性格や特性（危険行動の有無やコミュニケーション手段など），心身の状態に関することの把握．
- 家族に関する情報（家庭環境，親子関係・家族関係，生活状況，心理状態など）の把握．
- 感染症，耐性菌の有無，感染経路別予防策の把握（A章VI-2参照）．
- 病状・安静度・活動制限（輸液中やドレーン留置中，抑制中など）の把握．
- 使用物品（車椅子，座位保持椅子，バギーなど）の把握．
- 手術・検査・処置・リハビリなどの予定や時間の確認，手術や検査の場合は鎮静の有無や薬剤による副作用の有無の確認．
- アレルギーの有無やアレルゲンの把握．

❷ 準　備

保育活動の対象となる患者は日々，病状や状態が異なるため，参加する患者の特徴や実施する形態（集団・個別）に応じた環境を整える必要があります．また，入院環境という様々な制約があるなかで過ごしている患者が，安心・安全な環境のなかで過ごせるよう，人的・物的環境に配慮した以下の準備が必要です．

（1）環境整備

- 玩具，テーブル，椅子，床などの拭き掃除をします．
- 破損している玩具の確認や誤飲する可能性があるものを取り除きます．

(2) 環境構成

- 集団保育をする場合は，参加する患者の年齢や人数に応じて適切な場所(プレイルーム，食堂，病室のいずれか)を検討します．特にベッドや車椅子で参加する患者が多い場合には，広いスペースで行えるよう実施場所を検討します．
- 車椅子，バギー，ベッド，医療機器(点滴台，酸素ボンベ，人工呼吸器など)を使用している患者が参加する場合は，患者の動線を考えてテーブル，椅子を配置します．
- 患者や家族とプライバシーにかかわる内容を会話するときや生活援助をするときには，同室の患者・家族の有無を確認して適切な支援の場所を設定するとともに，カーテンやドアを使用するなど，周囲の環境に配慮します．

(3) 物品

- 誤飲の可能性がある玩具や教材は，参加する患者の年齢や発達段階に合わせて保育士が見守るなか使用します．
- 保育のなかでハサミを使用する際は，患者がチューブ類※や髪の毛・身体などを誤って切ってしまうといったインシデント・アクシデントが発生しないよう，患者の医療機器の有無や年齢・発達段階に考慮し，保育士が見守るなか使用します．

> **用語説明 ※チューブ類**
> ・本書のなかでは，輸液ルート，胃管チューブ，ドレーンチューブなどのことをまとめてチューブ類としています．

❸ 保育活動の実施

　保育士は，遊びや日常生活など様々な場面で，患者と家族にかかわります．保育士は医療チームの一員として，患者・家族が「安心・安全・安楽」のなかで過ごせるようなかかわりや，情報収集をもとに個々の患者の病状や安静度，発達段階に応じた支援をすることが大切になります．

　患者・家族への介入において配慮する必要がある点を以下に示します．

- 個々の保育のねらいに沿ってかかわり，日々の保育の評価を行う(A章Ⅰ参照)．
- 全ての患者が安全な環境のなかで過ごせるために，患者の行動をよく観察し，転倒，転落，かみつき，ひっかき，チューブ類の事故抜去，誤飲などの事故防止に努めます．
- 患者および家族の行動，しぐさ，言葉，視線などを注意深く把握し，「何を見ているのか」「何を考えているのか」「何を感じているのか」「何を望んでいるのか」などを考慮して，患者と家族の気持ちに寄り添ってかかわります．
- 患者と家族の言動や様子を観察し，コミュニケーションを図るなかで，患者と家族に対する支援に必要な情報を得ます．
- 患者の様子や状態に異常がある場合(体熱感，発汗，多呼吸，チアノーゼなど)や医療機器モニターのアラームが鳴った場合は，看護師に報告します．
- 患者の顔色，疲労感，倦怠感，活気などを観察し，保育活動の休息や中断，医師・看護師への報告など，必要に応じた配慮を行います．
- 個々のスケジュールを把握し，タイミングよく遊びや活動を区切れるよう展開したり，コミュ

ニケーションの時間を調整したりします．

❹ 報 告

保育活動後は，電子カルテへの記載や口頭伝達により他職種への報告や情報共有を行います．以下に報告の共有手順を示します．
- 保育活動終了後は，受け持ち看護師に保育活動が終了したこと，保育中の患者の状態や様子を報告します．
- 保育活動（B章Ⅰ参照）を行った場合は，保育に参加した時間，内容，様子などを保育記録（電子カルテ）に記載します．
- 他職種への情報提供が特に必要な場合には，口頭で伝達し，情報を共有します．

2 情報収集の項目

患者・家族の状況を把握し，保育活動につなげるために，様々な方法で情報収集を行います．ここでは，基本的に情報収集するべき項目と，その情報収集を踏まえ，患者にとって必要な保育ニーズを見出すためのアセスメント項目を示しています．

情報収集する手段は，電子カルテ，他職種（医師，看護師，リハビリテーションスタッフ，CLS，臨床心理士，栄養士，薬剤師，SWなど），他病棟保育士との情報交換・共有，保育士の視点での観察，患者・家族とのコミュニケーションで得られた情報など，様々な方法で情報収集します．

電子カルテから情報収集する際は，入院の状況（予定または緊急，長期入院予定など）により，情報収集する項目の優先順位を考慮することが必要です．基本情報として，病名・病状，感染情報，診察科，年齢，性別などは必須です．予定入院の場合は①手術・検査・治療内容，②手術・治療前の検査予定や食事制限，③入院期間，④手術・検査後の安静などの優先順位で情報収集します．

病状や治療方針，環境，家族に関することなど状況が変わるときは，その都度，新しい情報を収集します．

❶ 患者の全体像の把握

情報収集の基本情報項目は**表1**，また患者の様子や留意点などはそれぞれ**表2**，**表3**のように示します．

表1 基本情報の情報収集項目

患者情報	氏名，性別，生年月日，年齢・月齢，家族構成，基礎疾患の有無，障がいの有無
入院日	転棟日，転院日も含む
入院までの経緯・経路	予定入院あるいは緊急入院，出生後よりNICU，ICU 受診経路（外来・救急外来・転院・紹介状・その他）
診療科	主科，併科

（次ページつづく）

Ⅳ．保育活動

推定入院期間	予定，クリニカルパス※使用の有無
目的	治療，手術，検査，レスパイト，その他（安静，経過観察など）
診断名	入院目的となる診断名，主症状，合併症，病期（ステージなど）
担当者	担当医，担当看護師（プライマリナース）
周産期の状態	在胎日数，出生体重，出生時の状況（正常・仮死→蘇生など）
今までの経過	入院経験の有無，繰り返す入院の場合はその経過と様子
治療内容・予定	治療予定，検査項目，手術計画・内容，緩和ケアなど→看護計画も参照する
アレルギー	アレルギーの要因（アレルゲン）

表2 患者の様子の情報収集項目

移動手段	独歩，バギー（病院・私物），車椅子（病院・私物），ストレッチャー，ベッド，コット，カート，歩行器，松葉杖，など
使用している医療機器・医療器具	胃管カテーテル（NGチューブ）（図1），十二指腸カテーテル（EDチューブ），口腔ネラトンチューブ，パルスオキシメーター（図2），心電図モニター，点滴（刺入部・利き側か否か）（図3），CV（中心静脈）カテーテル（図4），酸素投与器具（経鼻酸素カニューレ・マスク・ヘッドボックス）（図5），胃瘻（図6），腎瘻，ストーマ，ドレーン（部位），テンコフカテーテル，気管切開（人工鼻，種類）（図7），人工呼吸器（種類）（図8），固定（抑制）状態，クリーンウォール，ギプス，吸引器，など
使用している体内の医療機器	ペースメーカー，中心静脈ポート（リザーバー・皮下埋込型CVポート），シャント，人工内耳，など
医療的ケア	吸引，吸入，注入，腹膜透析，など
部屋	陰圧個室，陽圧個室，観察室，大部屋，個室，無菌室
ベッドの種類	小，中，大，成人，高柵（図9），など
持ち物	着替え，洗面用具，タオル，玩具，など

表3 留意点の情報収集項目

身体状態	呼吸，循環，体温，個々の通常値と異常値，など
疾患に伴う留意点	出現する症状，感染，易感染，薬剤の作用・副作用，出血傾向，倦怠感，不穏，悪心・嘔吐，食欲，その他留意すべき点
検査や処置の予定・時間	場所，開始時間，所要時間，前処置の有無と内容，侵襲の程度，終了後の安静度，など
使用薬剤	内服・点滴の有無と種類，内服や点滴の時間 副作用のあるもの，行動や生活に薬剤の影響が出るもの，内服薬剤による禁忌食材の有無（グレープフルーツ・納豆など）
疾患・術後による制限	安静を要する部位とその程度，体位，姿勢保持，運動，食事（水分・塩分・食事形態など），安静度，など
固定	固定の部位，体動制限，理由，時間帯，期間
創部	手術後創部，受傷部位，治癒の状態，疼痛の程度，局所の安静のレベル，など
処置	治療・検査に伴う末梢カテーテル挿入，排泄・蓄尿に伴う尿道・尿管カテーテル挿入，処置に伴う各種ドレーンの挿入，胃管チューブの挿入，気管内チューブ，人工呼吸器，気管切開，牽引，など

（次ページつづく）

感染に関すること	感染症の有無,感染症〔RSウイルス感染症・インフルエンザウイルス・アデノウイルス・マイコプラズマ肺炎・感染性胃腸炎（ロタウイルス・ノロウイルス含む）・水痘・風疹・麻疹・流行性耳下腺炎など〕の種類，耐性菌保菌（MRSA・ESBL・緑膿菌・その他の多剤耐性菌など），感染経路（接触感染・飛沫感染・空気感染），感染経路別予防策（感染に応じたマスク・エプロン・グローブの装着），隔離方法（個室管理，カーテン隔離），など
予測される心理的状況	不安，寂しさ，恐怖，混乱，困惑，ストレス，など
疾患に対する理解	患者に伝えられている内容，患者の理解，不安や疑問の有無，セルフケア行動※，など
家族	疾患に対する理解，受容，態度，言動・様子，要望，意向

RS…respiratory syncytial, MRSA…methicillin-resistant *Staphylococcus aureus*, ESBL…extended spectrum beta（β）lactamase

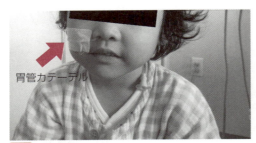

図1 胃管カテーテル

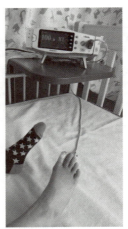

図2 パルスオキシメーター※

用語説明 ※クリニカルパス／セルフケア行動／パルスオキシメーター

※クリニカルパス：治療や検査の標準的な経過を説明するため，入院中の予定をスケジュール表のようにまとめた入院診療計画書です．入院の際，患者・家族に渡し，入院中に受ける検査・手術の予定や手術後のリハビリなどの治療内容，食事・入浴などの生活の流れを十分理解してもらい，安心して入院生活を送ってもらうものです．

※セルフケア行動：自らの病気を理解し，症状の軽減，悪化の予防などを目指して，日常生活で適切な対応について正しい知識を持ち，その知識をもとに自らの行動を選択し実行に移すこと[1]．

※パルスオキシメーター：非侵襲的に経皮酸素飽和度（SpO_2）と脈拍数を連続的に測定できる機械．

Ⅳ．保育活動

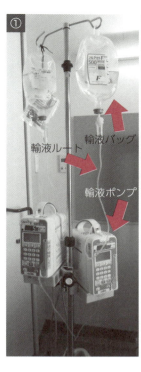

図3 点滴
①輸液ポンプ／輸液バッグ／輸液ルート，②刺入部

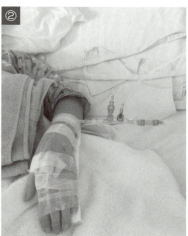

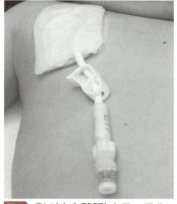

図4 CV（中心静脈）カテーテル

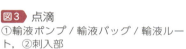

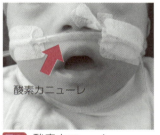

図5 酸素カニューレ

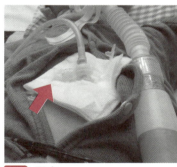

図6 胃瘻

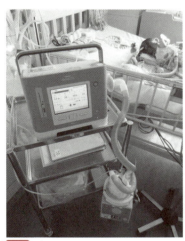

図8 人工呼吸器

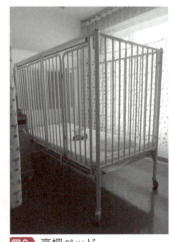

図9 高柵ベッド

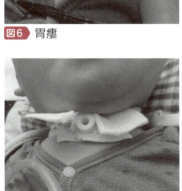

図7 気管切開

A 保育の基本

B 保育の実践

C 多職種連携と医療現場における保育士教育

15

❷ 保育アセスメント

保育士が患者にとって必要な支援を見出すために，患者情報を様々な視点から収集し分析します．以下にアセスメントに必要な項目を示します（表4）．当センターでは，表4のように「Ⅰ．生活の保障〜Ⅴ．家族への援助」に項目を分けています．入院前の家庭での様子，入院・疾患によって変化したことなども，合わせて情報収集します．

表4 アセスメント項目

Ⅰ．生活の保障	
基本的生活習慣	食事，排泄，清潔，睡眠（活動と休息），着脱衣 発達段階，自立度，疾患によるもの
社会歴	保育所，幼稚園，小学校（通常学級・特別支援学級・特別支援学校），療育施設，地域の施設（子育て支援センター，子ども家族支援センター，児童館），集団生活の有無，活動内容・開始時期，復帰の目安，通園・通学の状況，不登校などの状況
入院生活への適応	入院や疾患の受け止め方，理解力，ストレスの程度，コーピング（ストレス対処方法）
Ⅱ．生活環境を整える	
安全	危険行動の有無，疾患や病状に応じた配慮点，マスク着用の有無（感染予防）
生活リズム	入院前後の生活時間：睡眠，食事（母乳・ミルクを含む），活動（遊び・保育・学業など），検査・治療の予定
入院後の環境	大部屋，個室，同室の他患者の年齢，他患者とのかかわり，安静度
Ⅲ．心身の発達と安定	
発育状況・身体発達	身長・体重，各身体機能
発達段階	運動機能発達，精神発達（運動・認知・社会性など） 障がいの有無（視覚・聴覚・知的・言語・発達障がいなど） 5領域（健康・言葉・環境・表現・人間関係） 現在までの経過（どのような発達の過程を遂げていたか），発達上の課題
心身の状態・情緒	家族との分離による寂しさ，検査・治療に対する姿勢，疾患・障がいの受け入れ，性格・気質，行動特性，甘え，無表情，無気力・興味の喪失，情緒不安定，意欲の減退，啼泣，緊張，混乱，不安，寡黙，穏やか，笑顔　など
行動・対人関係	コミュニケーションの方法，サイン，対応方法，行動への対処，生活上の問題の有無，気になるくせ，こだわり，など
Ⅳ．遊びと学習の援助	
遊び 興味・関心	慣れ親しんでいる遊びの種類や方法，持参している遊具の種類，好きなキャラクター，安心できるもの，興味や関心を持っているもの，得意なこと
Ⅴ．家族への援助	
家庭環境	居住地，家族構成，生活状況（日常生活・保護者の仕事・きょうだいの年齢や生活状況），家族関係，経済状況（ひとり親・共働き・生活保護），養育方針，協力体制，その他課題の有無（介護・患者以外の看病・妊娠中・出産など），言語
親子関係・きょうだい関係	付き添いの有無・付き添い者，面会時間と頻度，親子のかかわり方，育児能力，きょうだいの関係性
入院後の生活	家族滞在施設の利用有無，家族の協力，治療のため別居・転居
心身の状態 表情・仕草・言葉	不安，悩み，混乱，困惑，疲労・心労，悲嘆，自責，拒否，抑うつ，安堵，前向き，緊張，流涙，寡黙，穏やか，笑顔

3 集団保育

　入院生活中は必然的に大人とのやりとりが増え，本来なら通園・通学などで得られる子ども同士のコミュニケーションが少なくなる傾向にあります．また，病状や治療によりベッド上で過ごすことが多くなるため，プレイルームや食堂，病室など可能な限り子ども同士で過ごす機会（集団保育の場）を提供することで，生活環境を拡大し，年齢や成長・発達に応じた生活経験が得られるような支援が必要です．

目 的
- 成長・発達に必要な刺激や経験を得られるよう援助する
- 子ども同士のコミュニケーションを通して社会性を身につけることができるよう援助する
- 集団に参加することを通して，他者と一緒に遊ぶことができるよう働きかける
- 自主的活動が難しい状態の患者には，他者と一緒に過ごす雰囲気を感じることができるよう援助する

❶ 情報収集
- 複数の患者が集まるため，病棟内の感染症流行などを把握し，感染症などが蔓延している場合は，看護師長と集団保育の実施について検討します．
- 電子カルテや看護師から個々の情報を得て，参加できる患者の人数を確認します．
- 看護師と，参加患者の配慮事項について確認します．

❷ 準 備

（1）環境整備
- 食堂で行う場合は，テーブル上や椅子を拭き掃除し，食べ残しがある場合は，乳幼児が落ちている食べ物を口にしないよう清掃を行います．
- 病室やベッド上で行う場合は，患者の療養スペースでの実施となるため，各患者に片づけを促します．また，年齢や活動制限により自身で行うことが難しい場合は，家族や保育士が行い，遊びの環境を整えます．

（2）環境構成
- 医療機器を使用している患者が参加することも多く，安全を確保するために保育士は全員を見渡せ，安全を守ることができるような環境構成を検討します．
- 輸液ポンプを使用している患者が参加する場合は，コンセント付近に対象患者が遊ぶ玩具を配置します．
- 他患者が輸液ルートを触ったりコードをまたいだりしないよう，プレイルーム内での各患者の配置を考慮します（図10）．
- 異年齢（乳幼児から学童まで）での参加となる場合は，年齢に合わせて遊び場所を分け，コーナー化するなどの工夫をします（図11）．

- 病室（大部屋）で行う場合は，病状や状態，治療などにより遊びに参加することのできない同室患者がいるため，周囲に配慮し，静かな遊びを選定します．

（3）物品
- 参加する各患者の年齢や発達段階，病状や活動制限に応じた遊び（活動内容・玩具・教材など）を選定します．

（4）他職種との連携
- 各患者の受け持ち看護師に保育に参加する旨や保育活動を行う意図を伝えます．
- 患者の成長・発達，社会性を援助するために，できるだけ集団保育に参加できるよう，医師や看護師と処置やケアの時間と保育活動の時間を相談します．
- 病状・体調に異常があった場合，心電図モニターや輸液ポンプなどのアラーム対応など，看護師にすぐに連絡できるような態勢を整えておきます．
- 発達に特性のある患者のかかわりについて看護師と連携を図っている場合は，かかわり方を統一できるよう情報共有をします．

❸ 移動時の声かけ・誘導（活動後の移動も同様）
- 介助を必要とする患者が複数いる場合は，患者を誘導する順番を考慮し，必要に応じて看護師へ対応を依頼します．
- 車椅子・バギー・ベッド・医療機器などを使用している患者がいる場合は，車椅子やバギーからの転落や医療機器の転倒，チューブ類のトラブル※などに注意して移乗や移動を行います．
- 低年齢児や歩行が不安定な患者は，必ず手をつないで移動します．
- 集団保育が未経験の患者や患者の性格（人見知り，緊張など）により参加することが難しい場合は，声かけをして参加しやすいよう配慮します（他患者とともに迎えに行く，家族とともに短い時間の参加や見学から促すなど）．

> **用語説明** ※チューブ類のトラブル
> ・輸液ルートが絡まったり，引っかかって転倒したりすること，胃管カテーテルの事故抜去などのことを示します．

❹ 保育活動の実施（図12）

（1）患者へのかかわり
- 活動制限や体動制限のある患者が参加している場合は，個々の留意事項に十分配慮しながら，制限があるなかでも他患者との活動を楽しめるように援助します．
  ①ベッドで参加している患者がいる場合は，保育士が仲介となり他患者と会話できるよう働きかけるなどして，ベッド上で他患者と同じ活動に取り組むための工夫を通してコミュニケーションが図れるように配慮します．
  ②輸液ポンプやドレーン，胃管・EDチューブがある患者が参加する場合は，患者自身が動きまわることで輸液ルートやチューブ類などが抜けることがないように座って遊べる内容を設定します．

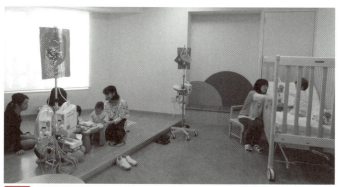

図10 環境構成(プレイルーム)

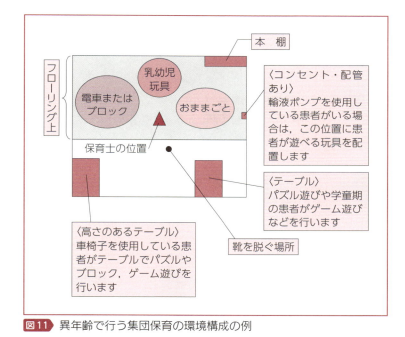

図11 異年齢で行う集団保育の環境構成の例

> 保育活動の途中で，治療や検査・処置，リハビリなどにより遊びが終了となる場合は事前に患者に声かけをし，タイミングよく遊びを区切れるよう配慮します．

(2) 家族へのかかわり

> 家族の参加がある場合は，遊びを通して家族関係の構築を促す場となるような援助や育児支援を行います．

> 家族同士の交流の場となる働きかけや家族のストレスや疲労度を考慮した支援を行います．

> 保育活動中に家族が不在であった場合には，子どもの様子を伝え，家族が安心できるよう働きかけます．

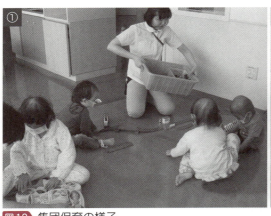 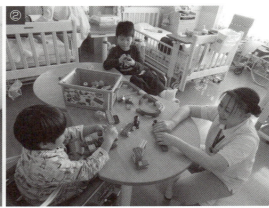

図12 集団保育の様子
①プレイルームの集団保育の様子，②病室の集団保育の様子

5 活動後

- 患者に手洗いを促します（A章 V-3 参照）．
- 玩具の清掃方法については A章 VI-2 を参照してください．
- 片づけについては p.53 MEMO を参照してください．

6 報告

- 集団保育中の患者や家族の状態や様子を受け持ち看護師へ報告します．
- 患者の気になる様子や支援が必要となる患者が参加していた場合は，看護師に様子を伝え，情報共有します．

4 個別保育

治療や病状により活動制限（ベッド上・室内）がある患者，感染症・耐性菌保菌や易感染により個室管理中で他者と接触できない患者，重症度が高く病室から出られない患者などは，生活環境が限られます．そのため，環境の変化による寂しさや不安の軽減，ストレスの緩和，気分転換などの心理的な援助や成長・発達に必要な刺激が得られる環境を整えることが必要です．

目 的

- 個別にかかわることで，個々に合った生活経験の充実を図り，成長・発達を援助する
- 安静度や活動制限によるストレスの緩和や気分転換，情緒の安定を図れるよう援助する
- 生活環境が限られたなかで入院が長期におよぶ場合や重症度の高い患者や医療機器を多く使用している患者の場合は，可能な範囲で成長・発達に必要な刺激が得られるよう援助する

IV. 保育活動

❶ 情報収集
- 活動場所の選定を行うために，病状，安静度，活動範囲を把握します．
- 感染症や耐性菌の有無と種類（耐性菌保菌患者の場合は耐性菌の検出部位），感染経路別予防策の把握と確認を行います．

❷ 準　備

（１）環境整備
- ベッド上で保育を行う場合は，ベッド内にある寝具・玩具などの片づけや整理整頓を行い，事故を防ぎます．
- 病室内で行う場合は，病室内のテーブル（共有スペース）を使用するため，他患者への配慮を行います．
- 感染面に配慮し，玩具や物品が床に落ちた場合には消毒できるように準備を整えます．

（２）環境構成
- 感染症患者や耐性菌保菌患者であったり，病状・治療により安静度がベッド上や病室内などであったりと様々であるため，他患者に配慮しながら個々に合う活動に適切な場所を検討します（病室内，病棟内散歩など）．

（３）物品
- 感染症や耐性菌保菌患者の場合は，できるだけ患者の私物を選定します．

（４）その他
- 重症度の高い患者や医療機器を多く使用している患者の保育を行う場合は，事前に配慮事項（医療機器の位置と保育士の立ち位置，吸引が必要となるタイミングなど）や緊急時の対応について確認します（図13）．
- 易感染患者の保育を行う場合は，マスクを着用します．
- 感染症・耐性菌保菌患者の保育を行う場合は，手洗いを行い，感染経路別予防策に沿って防護具（エプロンまたはガウン，グローブ，マスク）の着用（図14）を行います（A章Ⅵ-2参照）．
- 感染拡大を防ぐため感染症・耐性菌保菌患者の保育活動は集団保育の後や1日の最後に入るようにします．
- 病状や治療により，クリーンウォール管理されている患者（図15），クリーンルーム（無菌室）（図16）にて過ごしている患者がいるため，それぞれに応じた感染予防対策が必要となります．

i　クリーンウォール管理されている患者の場合
- 抱っこやスキンシップなど密に触れ合うようなかかわりをする場合は，看護師に確認してから行います．
- 感染予防のため，共有玩具は使用前に消毒します．
- 保育士はマスクを着用し，風下にて保育を行います．

ii　クリーンルーム（無菌室）の場合
- 治療上，感染症にかかりやすい状態のため，共有玩具やハサミ・紙などの持ち込みに制限がかかります．そのため，私物の玩具や熱処理してから持ち込める玩具を使用します（p.94 column

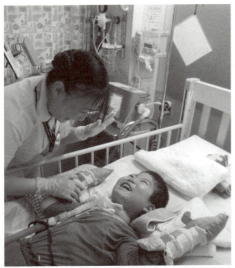

図13 医療機器を多く使用している患者の保育

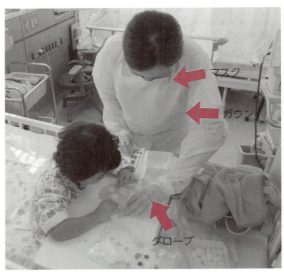

図14 防護具を着用した患者とのかかわり

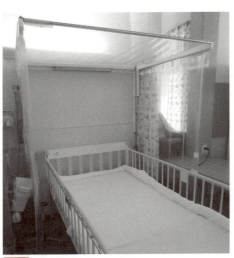

図15 クリーンウォール

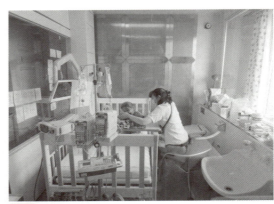

図16 クリーンルーム

参照).
- 前室にて,手洗い(消毒効果のある石けんを使用),マスクを着用します.

❸ 移動時の声かけ・誘導(活動後の移動も同様)

- 各患者のスケジュールに合わせて保育活動を設定するため,看護師や家族には事前に保育活動の時間を伝えておきます.
- 看護師に保育活動の開始時間・終了時間の予定を伝えます.
- 保育活動の時間を事前に家族に伝え,必要に応じて家族に休息を促します.
- 移乗や移動を行う場合は,車椅子やバギーからの転落や医療機器の転倒,チューブ類のトラブ

ルなどに注意します.

❹ 保育活動の実施

（1）保育士のかかわり
- 体幹固定具や肘関節固定具を装着している患者の場合は，成長・発達を促すために保育活動中は外してよいかを看護師に事前確認し，注意事項に配慮します.
- 普段ベッド上に臥床して過ごしていることが多い患者は，バギーや座位保持椅子に移乗したり，ベッドをギャッチアップして体を起こしたりするなど，遊びの姿勢を整えます.
- 体調がすぐれない患者には，ベッド上の限られた空間であっても，五感を刺激する遊びや絵本の読み聞かせ，触れ合い遊びなど，安静を保ちながらベッド上でも患者が主体的に遊べる活動を設定します.
- 活動の前後に治療や検査，リハビリなどがある場合は，遊びを時間で区切れるよう，保育時間に合わせた活動内容を考慮します.

（2）家族へのかかわり
- 家族が子どもの疾患や病状を理解し，年齢，成長・発達段階に合わせたかかわりができるよう育児支援を行います.
- 感染症患者・耐性菌保菌患者，易感染患者の家族に対しては，個室管理または活動制限がある場合が多く，そのような家族は付き添いによるストレスや疲労などが蓄積していることが予想されます．そのため，家族のストレスの緩和や疲労の軽減に配慮して保育活動時間を設定し，家族が休息できるように働きかけます.

❺ 活動後

玩具の清掃方法については A 章 VI-2 を参照してください.
- 活動後に処置や検査，食事など，次の予定があることを考慮して片づけの声かけを行います.
- 感染症患者・耐性菌保菌患者の保育活動後は，防護具（エプロンまたはガウン，グローブ，マスク）をビニール袋へ入れ，感染性医療廃棄物容器に捨てます.

❻ 報 告

- 保育活動中に肘関節固定具などを外していた場合は，終了時に必ず装着し，看護師へ報告・確認を依頼します.
- 継続的に援助を行っている場合，成長・発達について看護計画がある場合，保育計画を立案して看護師と協働して成長・発達に関して支援をしているなどの患者の場合は，活動後に患者の様子を情報共有し，看護師とともに保育の評価や次の活動を検討します.

A章　保育の基本

5　ぽけっと保育

　当センターでは，定期的に患者・家族が一斉に集まり集団で過ごす場を「ぽけっと保育」とよんでいます．病棟の保育士が3人1組になり，2回/月，同じ週に曜日を変えて各病棟を訪問する形態をとっています．複数の保育士や病棟スタッフの協力を得ることで，普段の集団保育や病室外に出る機会が少ない（重症度の高い患者や医療機器を多く使用している，活動制限があるなど）患者も参加できるように支援をしています．内容は季節に合った制作や紙芝居・パネルシアター（鑑賞）などであり，複数の保育士により活動を行うことで，患者の成長・発達に合った保育を提供しています．

目的
- 集団で過ごす雰囲気や他患者との交流を深めることができるよう援助する
- 季節に応じた制作や鑑賞の活動を通して，季節感を味わうことができるよう働きかける

❶ 情報収集
- 病棟内の感染症流行などを把握し，感染症や風邪などが蔓延している場合は，実施の有無について看護師長に確認し，検討します．
- 各患者の情報収集を行い，参加できる患者の人数を確認します．
- 処置や検査の時間が未定の場合は，ぽけっと保育を開始する前に最終確認ができるように把握しておきます．
- 参加患者の医療機器の有無と種類，移動手段について把握します．

❷ 準備

（1）環境整備
　環境整備については集団保育と同様です（A章 IV-3 参照）．

（2）環境構成
- 鑑賞と制作活動の2通りがあるため，活動内容や天候による室温の変化に応じて実施場所（プレイルームまたは食堂）を検討し，椅子やテーブルの配置を変更します．
- 重症度の高い患者や医療機器を多く使用している患者，活動制限がある患者なども参加することが予想されるため，各患者の配置について以下のように事前に検討します．
①医療機器の有無（コンセントや酸素の配管の使用の有無など）による配置や途中で検査や処置に呼ばれる可能性がある場合は出入りしやすい位置に配置します．
②聴覚障がいの患者が参加する場合は，着席する場所を考慮します．
- 耐性菌保菌患者が参加する場合は，適切な場所を選定します．

（3）物品
- 制作活動は，各病棟の参加予定患者の年齢や発達段階に応じて教材を準備します．

Ⅳ．保育活動

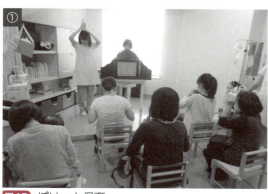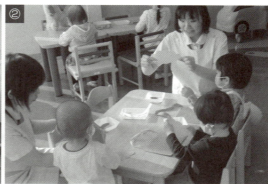

図17 ぽけっと保育
①鑑賞の様子，②制作の様子

（4）他職種との連携
- 「お知らせ」を病棟内の所定の位置に掲示して患者・家族へ周知します．
- 朝の申し送りで，病棟スタッフに周知し協力を依頼します．
- 患者の成長・発達の援助や集団で過ごす雰囲気を味わえる機会であることを考慮し，医師や看護師へ処置やケアの時間調整を相談します．
- 各患者のケアや処置，検査などの予定が変更になったり，体調が変化したりしている場合もあるため参加の有無について最終確認します．

❸ 移動時の声かけ・誘導（活動後の移動も同様）
- 車椅子・バギー・ベッドへの移乗，医療機器を装着している患者の移動において介助が必要となる患者が複数いる場合は，誘導する順番を考慮し，必要に応じて看護師へ対応を依頼します．
- 一斉に移動すると，転倒，転落，チューブ類のトラブルといった危険が予想されるため，移動する順番を考慮して患者・家族に声をかけます．
- 他病棟保育士に患者の注意点や配慮事項などを知らせて誘導・移動の協力を得ます．

❹ 保育活動の実施（図17）
- 他病棟保育士に留意すべき点（病状・安静度・発達・障がいの有無，コミュニケーション手段やかかわり方など）を伝え，適宜見守りや援助を依頼します．
- 制作活動では，個々の発達段階を的確に判断し，ハサミを使用する場合には，チューブ類の切断や怪我防止のため介助や見守りをしっかり行います．

❺ 報　告
- 活動後，他病棟保育士と患者・家族の様子について情報共有し，受け持ち看護師に報告します．

A章　保育の基本

6　保育行事

　入院中は治療が優先されることが多く，成長・発達に必要な刺激が得られにくく，生活が単調になりやすいことがあります．そのため，季節感を味わう活動を通して生活経験が豊かになるような支援として，行事の企画・運営を行います．重症度の高い患者や医療機器を多く使用している患者，活動制限により病室外に出る機会が少ない患者なども，行事に参加し他者との交流を通して刺激が得られるよう，他職種の協力を得て行っています．

> **目　的**
> - 患者・家族が季節感を味わうことができる体験を提供する
> - 生活経験が豊かになるよう，普段とは異なる雰囲気のなかで他者と過ごす機会をつくり，働きかける

行事の詳細について

❶ 保育行事

　保育士が季節ごとに実施する病棟行事のことであり，行事の企画から当日までの運営を保育士が行います．当日は病棟スタッフやボランティアの協力を得て，同一日程で同じ内容のものを保育士全員で各病棟を訪問する形で実施します．行事は，プレイルームや食堂に患者が集まり，ゲームやクイズ，制作を行います（図18）．また，安静度や活動制限のある患者に対しては各病室を保育士が訪問（図19）し，行事に参加できるよう考慮します．

・年間の保育行事：こいのぼり会，たなばた会，ハロウィン，クリスマス会，ひなまつり会

❷ 企画・運営について

- 行事企画書，行事運営シート（図20）を作成し，計画的に準備を進められるようにします．
- 保育士連絡会で「行事企画書」を提出し，日時・内容について副看護部長・看護師長より承認を得て最終決定し，必要に応じて，物品を請求します．
- 保育士全員で行事準備する時間を設けます．
- 学童・思春期の患者が多く入院している病棟では，病棟の特徴に応じた行事を看護師と連携を図りながら実施します．

❸ 他職種との連携

- ボランティアへ行事企画書を提出し，当日のボランティア協力を依頼します．
- リハビリテーション科，CLS，院内学級の教師など他職種へ行事企画書を提出し，当日の患者への介入時間の調整を依頼します．
- 情報管理部へ行事企画書を提出し，行事終了後に行事の様子をホームページ掲載依頼します．
- 病棟会で各病棟スタッフへ日時・行事内容・実施方法について伝達し，協力依頼します．また可能であれば，当日は患者が参加しやすいよう病棟スタッフも一緒に参加してもらえるよう声

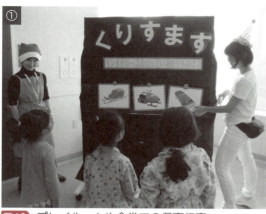 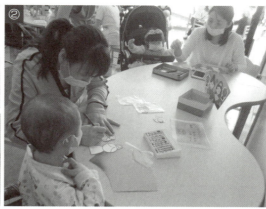

図18 プレイルームや食堂での保育行事
①クイズの様子，②制作の様子

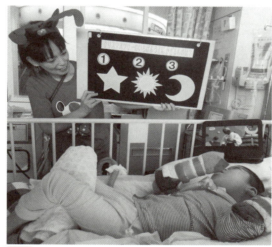

図19 病室での保育行事

をかけます．
> 患者・家族が普段と異なる雰囲気のなかで過ごせるよう，行事の内容に応じて，ゲスト出演(医師・看護師・コメディカル)の依頼を行います．

行事当日から後日

❶ 情報収集

> 情報収集についてはぽけっと保育と同様です(A 章 IV-5 参照)．

❷ 準　備

(1) 環境構成

> 会場設営や物品の移動に伴い，配置図(プレイルームや食堂の図面に大道具，椅子やテーブル

行事名： ○○○○会	担当：	内容：ゲームをして○○を作ろう
準備前期（　～　月）	準備中期（　～　月）	準備後期（　～　月）

	準備前期	準備中期	準備後期
検討・準備内容	□準備日程確認 □内容検討 □行事企画書（案）作成 　　　　（担当：　　） 　・スケジュール確認 　・ボランティアの人数検討 □大道具・小道具準備 □当日の役割分担 □衣装決め	□大道具，小道具の準備	□当日に関する確認 　・各病棟配置の確認 　・病棟での流れ 　・役割分担　　など □カメラ担当保育士へ依頼
行事担当者準備	3か月前より □カンファレンスルーム予約 　（準備日・前日・当日） □行事運営シート作成 □材料準備		□当日の流れの確認 □ボランティアに依頼することを整理 □必要物品の確認
他部署との連携	□保育士連絡会にて 　・「行事企画書(案)」提出 □情報管理部へ 　・「行事企画書」提出 □ボランティアへ 　・「行事企画書」提出 　・ボランティア手伝い依頼		
病棟	□時間・場所の確認 　（企画書作成までに）	□協力してくれるスタッフのスケジュールなどの確認・打ち合わせを行う	□病棟会にて日時・内容の報告 □病棟スタッフに協力事項の伝達
備考	【作成する大道具】 ・ボウリング，まとあて，など 【作成する小道具】 ・制作セット ・装飾 【その他】 　・お礼カード：ボランティア　　枚 　※ボランティア氏名：(午前) 　　　　　　　　　　　(午後)	【役割分担】　　　　　　【衣装】 ＜中央＞ ・ゲームコーナー：○○ ・制作コーナー：○○ ＜病室＞ ・易感染：○○，○○ ・感染症：○○，○○ ＜その他＞ ・会場設営：○○ ・フリー：○○	

	日程	内容	場所	日程	内容	場所
準備日・練習日	○/×	例）内容確認	カンファレンスルーム	○/×		
	○/×	大道具作成		○/×		
	○/×			○/×	各病棟ごとに制作セットを分ける	
	○/×			○/×	衣装・配置図確認	
	○/×	小道具作成		○/×	前日準備	
	○/×			○/×	行事当日	

図20　行事運営シート

IV. 保育活動

	実施日： ○○年 ○×月 ××日（ ）		
	前日	当日	後日
	□打ち合わせ 〈確認事項〉 ・行事の流れ ・役割分担確認 ・各病棟での実施場所，配置の確認 □必要物品用意　※下記参照 □カメラ準備	□打ち合わせ □写真撮影（担当：　　　　） □必要物品の確認	□HP写真決め ※写真掲載について，患者・家族に了承を得る □評価・反省
		□タイムキーパー（担当：　　　） □ボランティアの対応	□お礼カード作成 ・写真のプリント ・カード仕上げ ・配布 □行事運営シートまとめ □HP写真レイアウト
		□ボランティアと打ち合わせ ・役割分担，注意事項など	□情報管理部へHP写真更新依頼 〔写真はUSBへ入れる〕 〔写真の配置，コメント〕
	□お知らせボード掲示 □スタッフへ周知	□申し送りで行事時間や協力事項を伝達	□病棟会にて行事協力のお礼

【必要物品】
○大道具　　　　□行事企画書(ワゴン・舞台裏用)
　　　　　　　　□台本(舞台裏用)
　　　　　　　　□マルチワゴン
○小道具　　　　□補修道具
　　　　　　　　□音響（キーボード・デッキ・延長コード）
　　　　　　　　□カメラ，腕章「記録係」
○その他　　　　□洗浄・除菌クロス・消毒用のアルコールタオル・ゴミ袋・ゴム手袋
　　　　　　　　□キッチンペーパー・第四級アンモニウム塩含む合成洗剤
　　　　　　　　□マスク・手指消毒剤

〈評価・反省〉

〈課題〉

- の配置場所を記載するもの）を作成し，事前に他病棟保育士と情報共有します．
- 実施場所では，大道具の配置や患者が集まるスペースを確保するため，使用しない物品（テーブルや椅子など）があれば，他の場所へ移動します．

（2）各病棟の保育士が行う準備
- 行事の形態，参加予定患者の年齢や状態に合わせて適切な場所を検討します．
- プレイルームまたは食堂で参加する患者，病室で参加する患者について把握し，訪問の順番を検討します．
- 必要に応じて，家族や看護師などに活動内容について伝え，介助依頼および清潔ケアや処置の時間などの調整を相談します．

❸ ボランティアの受け入れ
- ボランティアに会場設営や補助，手伝いを依頼します．
- ボランティアに病棟内で留意すべき点（感染・プライバシーに配慮することなど）を伝えます．

❹ 声かけ・誘導
- 該当する病棟の保育士が開始の合図を病棟スタッフや患者，他病棟保育士に伝えます．
- 一斉に集まることで混雑することが予想される場合は，保育士が誘導の順番を考慮して患者・家族に移動のタイミングを声かけします．
- 病室で参加する患者は，病室内で待機するように声をかけます．

❺ 実施，患者の移動・誘導，報告
- 実施，患者の移動・誘導，報告についてはぽけっと保育と同様です（A章 IV-5 参照）．

❻ 後　日
- 入院中の患者・家族の様子，保育士の活動を発信するためにホームページの作成をします．
- ホームページに掲載する写真を選定し，該当病棟看護師長に家族から写真掲載の了承を得ます．行事紹介の内容を検討後，原稿を作成し，情報管理部へホームページ更新の依頼をします．

引用文献

1）日本医療保育学会編，医療保育テキスト　日本医療保育学会認定医療保育専門士研修用テキスト．第1版，2009；243

column
ボランティア受け入れについて

　当センターでは地域に開かれた病院として積極的にボランティアの受け入れを行っています．以下は，そのなかでも直接病棟にかかわるボランティアの活動を示しています．

1）イベント委員会
　イベントを希望する企業や団体または個人の訪問対応を行っています．内容は，コンサート（音楽演奏），パフォーマンスの鑑賞など様々です．

2）にじいろボランティア（図書ボランティア）
①図書の交換
・毎週月曜日（祝日は除く）に病棟の絵本・書籍の交換・修理などを行います．
・事前に図書ボランティアから各病棟保育士に電話連絡があるため，希望する絵本・書籍を伝達します．
②「おはなし会」
・年に2回，病棟の患者を対象に大型絵本・紙芝居の読み聞かせや手遊び・歌遊びを行います．

3）病棟ボランティア
　各病棟とボランティア事務局が連携を図り，1人で過ごしている入院患者（乳児から学童を対象）のなかで病状や治療内容などから看護師長が安全と判断した患者に対し，安心感をもって過ごしてもらうことを目的に活動しています．病棟では，遊びや見守りなどの支援活動を行います．

A章 保育の基本

V 生活援助と家族支援

1 食事

　入院中は病状や治療により，食事の量や形態，内容を制限されることが多く，食に対して大きなストレスを抱えることがあります．そのため，食事の制限や治療による影響などを把握し，個々の状態に応じたかかわりを行うことが必要となります．また，患者の状態によっては，自分で食事をとることが難しく，思い通りに食事がとれないことに対するストレスを抱えることもあります．そのため，安静度や体動制限などを把握し，介助の有無や方法などを判断して食事介助を行うことも必要になります．

目的
- 病状や治療，活動制限に応じて，食事をとることができるよう援助する
- 発達段階に応じた基本的生活習慣や食事のマナーを身につけることができるよう援助する
- 食を通して他者とコミュニケーションを図ることができるよう働きかける

❶ 情報収集

- 食事の制限（禁食，制限食，術前・術後食，水分制限，塩分制限など）．
- 手術，検査，処置などの有無や時間（禁食，食事待ち，薬剤使用後など）．
- 薬剤や治療による影響，全身状態（食欲不振・食欲亢進・味覚の変化・悪心・倦怠感など）．
- 食事の形態（きざみ食，ペースト食，軟食，注入など），種類（離乳食，幼児食，学童食，治療食など）．
- 食事前後の血糖測定や内服，吸引の有無．
- 食事量や飲水量の計測の有無．
- 嚥下機能，咀嚼機能．
- 摂食に関するリハビリテーション（作業療法，言語療法）の介入の有無や内容．
- 使用する物品（トロミ剤，特殊食器など）と使用方法．
- 食物アレルギーの有無やその原因となる食材．
- 治療や薬剤の影響による禁忌食材（免疫抑制薬：グレープフルーツ，抗凝血薬：納豆・ブロッコリーなど）．
- 介助の有無や方法（全介助，部分介助，見守りなど）．
- 食に関すること（食習慣，好き嫌い，食べる時間や速度，摂取量，姿勢，自立度など）．

Ⅴ．生活援助と家族支援

❷ 準　備

（1）環境構成
- 転落やチューブ類のトラブル，誤食，盗食などの安全面に配慮し，個々の発達段階や理解度に応じて，座る場所や配置を考慮します．
- 病室で食事をとる際に，禁食や体調のすぐれない患者など，食事をとることができない患者が同室にいる場合は，ベッドまわりのカーテンを閉めるなどの配慮をして環境を構成します．

（2）患者への声かけ・誘導
- 禁食や手術・検査前で，食事をとることができない患者もいるため，声かけと誘導は周囲の患者に配慮して行います．

❸ 実　施

保育士のかかわり
- 患者の氏名（リストバンドと食札の氏名）＊，食事形態，種類などの確認を行います．
- 食事時の体勢を考慮します（重症心身障害児（者），固定具を装着している患者は，ポジショニングに配慮します）．
- 病状，安静度，発達段階，自立度，点滴（刺入部，利き手か否か）などに配慮し，患者ができる部分は見守り，必要に応じて援助を行います．
- 食事の形態，種類，量などが本人の病状や状態，発達段階に合っているかどうかを確認し，必要に応じて受け持ち看護師に相談します．
- 誤嚥やむせ込みがある場合は，受け持ち看護師に報告し，対応を依頼します．
- 体動制限のある患者（固定具装着中，牽引中など）の食事介助は，個々の注意点に十分配慮します．
- 病状や治療による食欲低下や味覚変化，偏食などを考慮して声をかけます．
- 食事が他者とのコミュニケーションの場になるよう，雰囲気作りを考慮します（図1）．
- 食に対する意欲を育むことができるよう，個々の発達段階や疾患，治療に配慮して，働きかけます．

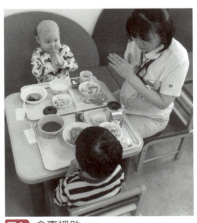

図1　食事援助

> 発達段階に応じて，食事前後の挨拶や態度，食事のマナーが身につくよう働きかけます．
> 病室で食事をする際は，禁食や体調の優れない他患者に配慮し，食事前後や食事中の保育士の言動や声の大きさに注意します．

> **MEMO**
> * 食事配膳時の患者確認
> 当センターでは配膳時にリストバンドと食札の氏名を確認し，患者または患者家族にフルネームで名乗ってもらうようにしています．アレルギー食の場合は，お盆の色が異なり，食札でのバーコード認証を看護師が行います．また，保育士が食事介助を行う場合は，目視で食事内容を指さし確認し，誤配膳を防いでいます．

❹ 片付け

> 食事の時間を考慮し，患者の病状や食欲に応じて，食事を終えるように促します．
> 摂取量や摂取内容（主食○割，副食○割など）を確認します．
> 飲水量の計測や看護師による摂取状況の確認が必要な場合は適宜対応します．
> 食後は誤食や感染拡大を防止するため，患者の手の届かないところ（下膳車や棚など）へ片づけます．

❺ 報 告

> 受け持ち看護師に食事の摂取量と患者の様子を報告します．
> 継続的に援助を行っている場合や看護計画がある場合，治療上食事の様子を他職種に知ってもらう必要がある場合は，食事時の患者の様子などを記録します．

❷ 排 泄

　入院中は，病状や治療の影響により，尿量の変化が起き，入院前と同じように排泄を行えないことがあります．また，ベッド上や病室で排泄を行わなければならないなどの環境の変化が重なり，ストレスを感じることがあります．そのため，排泄習慣の後退や失敗から自信を喪失したり，変化によるストレスを抱えたりしないよう，個々の病状や治療による影響を理解し，心理面に配慮してかかわることが大変重要となります．また，排泄に関するセルフケアが必要な場合は，患者自身が自らセルフケアを継続できるように援助することが必要です．

> **目 的**
> ・病状や治療，活動制限に応じて，排泄することができるよう援助する
> ・発達段階や病状に応じた，排泄習慣や排泄時のマナーを身につけることができるよう援助する

❶ 情報収集

- 疾患や病状に関すること(膀胱留置カテーテルの挿入,ストーマ造設の有無).
- 導尿,浣腸の有無.
- 治療や薬剤による影響,全身状態(利尿薬使用や輸液により尿量が多い,下痢,むくみ,顔色,活気,倦怠感,機嫌など).
- 手術,検査,処置などの有無や時間(測定,蓄尿,検体,薬剤の使用,観察が必要,泌尿器系や消化器系の手術前後など).
- 排泄時間,排泄間隔,自立度など.
- 安静度,体動制限(固定具装着中,牽引中など).
- 観察項目(尿量,便量,色,におい,性状など).
- 尿や便に関する感染症(ノロ,ロタ,胃腸炎,O-157 など),耐性菌(MRSA,ESBL,メタロβなど)の有無.
- 排泄場所(トイレ,病室,ベッド上など).
- 移動方法(歩行可,車椅子,バギーなど).
- 使用物品(トイレ,オムツ,尿器,おまる,差し込み便器,ポータブルトイレなど).
- 介助方法や排泄物の片付け方法(量・回数測定の有無,廃棄場所,保管場所,写真撮影の有無).
- 尿や便の回数と量の測定.

❷ 準 備

(1) 環境構成

- 病室では,ベッドまわりのカーテンを閉めるなどプライバシーや同室患者に配慮した排泄環境を整えます.
- 転倒,転落,チューブ類のトラブルを予防し,安全に排泄ができるよう,患者と医療機器類(パルスオキシメーター,点滴台,酸素ボンベ,チューブ類など)の位置に配慮します.

(2) 使用物品の準備

- 排泄介助に必要な物品(エプロン,グローブ,ビニール袋,オムツ,お尻拭き,トイレットペーパー,ポータブルトイレ,尿器,おまるなど)を用意します.

❸ 実 施

(1) 保育士のかかわり

- 治療や輸液量による排泄習慣の後退や尿量の変化などに留意してかかわります(様々な変化をストレスと感じないよう心理面に配慮します).
- 適宜,患者の表情や様子を観察し,オムツの状態や「トイレに行きたい」などの個々の意思を確認します(年齢に応じて快・不快を知らせることができるように働きかけます).
- 個々の発達段階や病状に応じて,排泄時間を考慮し声をかけます.
- 排泄への意欲や自信を持てるようにかかわります.
- 病状や治療,薬剤による影響を考慮しつつ,適切な時期に排泄習慣を獲得できるよう配慮しま

> す．
> - 発達段階や自立度に応じて，トイレの使い方や排泄時のマナー（性別による後始末の仕方，トイレットペーパーの使い方，手洗いに対しての意識など）を身につけることができるよう働きかけます．
> - 病室では，排泄時の音やにおいなど，本人の心理面や同室患者に配慮します．
> - 排泄物の量や状態（色，におい，性状，血便，血尿など）を確認します．

（2）他職種との連携
> - 体動制限のある患者（固定具装着中，牽引中など）や膀胱留置カテーテルを挿入している患者，ストーマを造設している患者，手術後の患者，治療や薬剤の影響のある患者，排泄状況の観察が必要な患者などの介助は看護師に依頼します．
> - 排泄習慣の習得段階（トイレトレーニング中）にある患者については，看護師と情報を共有しながら支援を行います．
> - 排泄物に異常があった場合や判断に迷う場合は速やかに受け持ち看護師に報告します．

❹ 片づけ
> - 事前に確認した排泄物の片づけ方法に応じて，適切に片づけを行います．

❺ 報 告
> - 排泄後，受け持ち看護師に，時間，量，色，性状などを報告します．
> - 必要に応じて尿・便チェック表（尿や便の回数と量を記入する用紙）に記入し，報告します．
> - 継続的に援助を行っている場合や看護計画がある場合，治療上，排泄の様子を他職種に知ってもらう必要がある場合は，排泄時の患者の様子などを記録します．

3　清潔（歯磨き・手洗い・うがい・鼻かみなど）

　入院中は，病状や治療により，患者が自分1人で自発的に清潔行為を行うことが難しいため，保育士や病棟スタッフの援助のもと清潔行為を行い，清潔になった心地よさを感じられるよう働きかけることが必要となります．また，清潔行為は感染予防にもつながるため，発達段階に応じて，その必要性を理解できるように説明し，自ら清潔行為を行えるように援助することが必要となります．特に易感染患者や耐性菌保菌患者（A章Ⅵ-2参照）などは，手洗いやうがい，マスク着用などの感染予防行動を身につけることが，入院生活や退院後の生活を送るうえで必要となるため，習慣となるように病棟スタッフと協力して働きかけることが大変重要となります．

> **目 的**
> - 発達段階や自立度に応じて清潔習慣を身につけることができるよう援助する
> - 清潔になった心地よさを感じ，清潔を保つことができるよう働きかける
> - 発達段階に応じて，感染予防のその必要性を理解することができるよう働きかける

❶ 情報収集

- 病状や患者の体調，分泌物（鼻汁・唾液・痰）が多い，咳の頻度，多汗など．
- 治療や薬剤による影響，全身状態（悪心，嘔吐，多汗，易感染状態など）．
- 観察項目（鼻汁，唾液，痰，咳，嘔吐，汗などの有無や頻度）．
- 清潔習慣や清潔行為の様子（自立度，態度，姿勢など）．
- 安静度，体動制限（固定具装着中，牽引中など）．
- 使用物品や介助方法．
- 耐性菌（MRSA，ESBL，メタロβなど）の有無，耐性菌検出部位．

❷ 準　備

（1）環境整備
- 発達段階や理解度に応じて，石けんや消毒液などの誤飲に注意します．

（2）環境構成
- 転倒，転落やチューブ類のトラブルを予防し，安全に清潔行為を行うことができるよう，患者・家族・医療機器類（パルスオキシメーター，点滴台，酸素ボンベ，チューブ類など）の位置に配慮します．

（3）使用する物品
- 歯磨き：使用する歯ブラシは患者の疾患や病状，成長・発達に合わせたものを使用し，必要に応じて，家族にも説明します（歯ブラシの大きさ・毛の長さ，スポンジなど）．
- 手洗い：ベッド上安静などの場合は，おしぼり，ウェットティッシュなどを使用します．

❸ 実　施

（1）保育士のかかわり
- 感染拡大防止を考慮し，分泌物（鼻汁・唾液・痰），体液，血液などが周囲に接触しないよう配慮します（エプロン，グローブ，マスクなどを着用）．
- 口腔や鼻腔にチューブが挿入されている場合は，事故抜去に注意します．
- 点滴やチューブ類が挿入されている部分や創部をガーゼで保護している部分は固定が外れたり濡れたりしないよう注意します．
- 成長・発達に応じて清潔ケアの必要性を伝え，発達段階や自立度に応じて清潔習慣を身につけることができるよう促します．
- 活動前後や食事前後，排泄後は手洗いをするように成長・発達や自立度に配慮して促します．
- 易感染患者（化学療法中，免疫抑制薬使用中など）の場合は，免疫力が低下しているため，活動前後に手洗いやうがいをする必要があることを伝え，習慣が身につくよう促します．
- 病状，安静度，発達段階，自立度，点滴（刺入部・利き手か否か）などに配慮し，患者ができる部分は見守り，必要に応じて援助を行います（図2）．
- 清潔になったことの心地よさを感じられるように援助を行います．
- 周囲にある物品の整理整頓を行い，感染拡大防止を考慮します．

> 水道まわりは，床の水はねや水たまりなどを拭き取り，転倒を防止します．
> 患者や家族が感染に関して自責の念を持たないように配慮してかかわります．
> 手洗い：感染予防のため，食事前後，排泄後，保育活動前後などに手洗いの必要性があることを伝え，手洗いを促します．
> うがい：口腔内や咽頭を手術した患者には，うがいの有無と注意点を把握して対応します．
> 汗を拭く：疾患や病状などにより汗をかきやすい場合は，汗によって体を冷やさないようタオルを使用して汗を拭き，発汗状況によっては着替えを行います（A章 V-5 参照）．

（2）他職種との連携

> 点滴やチューブ類が挿入されていたり，人工呼吸器やモニターなどの装着がされている場合は，固定部分が抜けたり，ずれたりしないよう，患者の動きを予測して介助し，必要に応じて看護師に対応を依頼します．
> 体動制限のある患者（固定具装着中，牽引中など）の介助は，介助方法を確認し，必要に応じて看護師に対応を依頼します．
> 清潔習慣を身につけている段階にある患者については，看護師と情報を共有しながら支援を行います．

❹ 片づけ

> 分泌物（鼻汁・唾液・痰）や血液などがついたティッシュやタオルは，感染予防を考慮して片づけます．

❺ 報　告

> 分泌物（鼻汁・唾液・痰）が多い，咳が多い，多汗，普段と様子が異なる時には，すぐに近くにいる医師，看護師に報告し対応を依頼します．
> 継続的に援助を行っている場合や看護計画がある場合，治療上清潔行為の様子を他職種に知ってもらう必要がある場合は，患者の様子（鼻汁や唾液，咳の頻度）などを記録します．

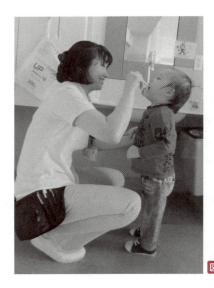

図2　歯磨きの援助場面

4 睡眠（生活リズム・休息）

　入院中は，苦痛や環境の変化，治療，検査など様々な理由により，睡眠不足や昼夜逆転など，睡眠リズムや生活リズムが崩れてしまうことが多くあります．そのため，家庭での生活リズムや睡眠時の習慣を把握し，人的・物的環境が整ったなかで，睡眠や休息の時間を安心して過ごせるように援助することが必要となります．また病状や発達段階に応じて，睡眠や休息，活動の時間を調整し，生活リズムを整えられるよう配慮することが重要となります．

目 的
- 病状や発達段階に応じて，生活リズムを整えることができるよう援助する
- 人的・物的環境が整ったなかで，安楽に睡眠や休息の時間をとることができるよう働きかける

❶ 情報収集
- 病状と生活リズムに関すること（不眠，身体的苦痛，精神的ストレス，昼夜逆転，疲労感など）．
- 治療や薬剤による影響，全身状態（倦怠感，眠気，悪心・嘔吐など）．
- 手術，検査，処置，リハビリの有無や時間（検査待ち，睡眠導入薬使用など）．
- 観察項目（顔色，呼吸状態，いびき，発汗状態など）．
- 生活リズム，睡眠（午睡）時間と回数．
- 集団保育（保育所・幼稚園）の経験や入院経験の有無などの生活歴．
- 入院中の睡眠の様子（夜間の様子や午睡の有無）．
- 家庭での睡眠の様子（睡眠導入方法，体勢，行動，夜尿など）．

❷ 準 備
(1) 環境構成
- 転倒，転落，チューブ類のトラブルを予防し，安全に睡眠ができるよう，ベッド柵，ベッド内の玩具や私物，医療機器類（パルスオキシメーター，点滴台，酸素ボンベ，チューブ類など）の位置に配慮します．
- 室内の光や音などに配慮して，必要に応じてカーテンを閉めるなどします．

(2) 使用する物品
- 入眠の際に必要な物品（タオル，まくら，おしゃぶり，安心するものなど）を用意します．
- 体幹固定具や肘関節固定具などを装着する場合は，事前に準備します．

(3) 患者への声かけ・誘導
- 心地よく休息できるよう，発達段階や理解度に応じて声をかけます．

❸ 実施

（1）保育士のかかわり
- 患者の病状や状態（表情，顔色，活気など）を把握し，患者の負担とならないように，休息と活動量を調整します．
- 患者の体温や発汗状況などに合わせて衣服の調節を行います．
- 夜の睡眠時間や午睡の有無などに配慮し，適切な活動時間や休息時間を設定します．
- 発達段階に応じて，睡眠や休息の必要性を患者に伝えます．
- ベッドから離れる際は，必ずベッド柵が上段まで上がっていることを確認し，病棟スタッフが患者の状態を確認できるようベッドまわりのカーテンを開放しておきます．

（2）他職種との連携
- 患者の心身の状態，発達段階や障がいによる理解度，危険行動の有無，また家族の理解度や事故防止への意識などで，ベッドからの転落の可能性がある場合は，看護師に相談します．
- パルスオキシメーターや肘関節固定具の装着が必要な患者は，入眠後，看護師に装着を依頼します．
- 入院による環境の変化や病状によって，生活リズムが乱れた場合には，担当看護師（プライマリナース）や家族と1日のスケジュールを確認して見直し，個々の状態と安静度に応じて，睡眠，休息，活動の時間を調整します．

❹ 報告
- 入眠した時間や疲労感，倦怠感，活気など普段と異なる様子が見られた際には受け持ち看護師に伝えます．
- 継続的に援助を行っている場合や看護計画がある場合，治療上睡眠時の様子を他職種に知ってもらう必要がある場合は，睡眠時や睡眠前後の患者の様子（表情・言動），睡眠導入の方法などを記録します．

5 着脱衣

　入院中は医療機器や点滴，体動制限などにより，患者が1人で着脱衣を行えないことが多くあります．特に，自分1人で着脱衣を行えない期間が長くなる場合は，家族や病棟スタッフに自分でできる部分まで頼ることが多くなります．そのため，安全面に配慮するだけではなく，病棟スタッフと情報を共有し，病状や安静度，発達段階，自立度などに応じて，こちらが援助する部分と患者自身で行える部分を判断して声かけや援助を行い，自立を促すことが必要となります．

Ⅴ．生活援助と家族支援

> **目　的**
> ● 病状や安静度，発達段階に応じて，衣服の着脱を行うことができるよう援助する
> ● 衣服の着脱により，感染予防や清潔を保つことができるよう援助する

❶ 情報収集

- 病状に関すること（患部や創部の位置，カテーテル・ドレーン刺入部の位置など）．
- 治療や薬剤による影響，全身状態（低体温・高体温，多汗，悪心・嘔吐など）．
- 安静度，体動制限（固定具装着中，牽引中など）．
- 観察項目（皮膚の状態，発疹，あざ，ガーゼやテープ保護部など）．
- 介助方法や着脱衣の自立度．

❷ 準　備

（1）環境整備

- 吐物，排泄物，血液などで衣服が汚れた場合は，汚染，感染の拡大を防ぐため，エプロン，グローブ，マスクを着用し，周囲に飛び散らないように配慮しながら，着脱衣の援助を行います（感染症患者，耐性菌保菌患者の場合は，それに準じた感染予防策をとります）．

（2）環境構成

- プライバシーに配慮し，ベッドまわりのカーテンを閉めます．
- 転倒，転落，チューブ類のトラブルを予防し，安全に着脱衣を行うことができるよう，ベッド上の玩具や私物，医療機器類（パルスオキシメーター，点滴台，酸素ボンベ，チューブ類など）の位置に配慮します．

（3）使用物品の準備

- 成長・発達に合わせ，体格に合った大きさ（袖や裾の長さ，ウエストや肩幅の大きさなど）の服，活動しやすい服を選択します．
- 患者の安静度や病状，発達段階，自立度に合わせ，自分自身で着脱ができる衣服（前開き，前後がわかりやすい，脱ぎやすい，ボタンの有無など）を選択します．
- 細かい装飾のある衣服やボタンがとれそうな衣服は，誤飲の可能性があるため避け，必要に応じて家族にも説明します．
- 病状や周囲の環境により，冷えや発汗が見られる可能性がある場合は，素材や機能性を考慮した衣服を選択します．

❸ 実　施

（1）保育士のかかわり

- 病状や安静度，体動制限，患部や創部の位置などに配慮して援助を行います．
- 身体の傷やあざ，発疹などの観察，確認を行います．
- 顔色や震え，手足の冷え，発汗状況の観察，確認を行います．
- 病状，安静度，発達段階，自立度，点滴（刺入部・利き手か否か）などに配慮し，着脱衣の習慣

A章　保育の基本

を身につけることができるよう，患者ができる部分は見守り，必要に応じて援助を行います．
- 点滴やチューブ類が挿入されていたり，人工呼吸器やパルスオキシメーターなどの装着がされている場合は，固定部分が抜けたり，ずれたりしないよう，患者の動きを予測して介助し，必要に応じて看護師に対応を依頼します．
- 創部をガーゼなどで保護している場合は，ガーゼなどの剥がれや創部に触れないよう配慮しながら着脱衣を援助します．

(2) 他職種との連携
- 体動制限のある患者（固定具装着中，牽引中など），ギプス，装具，人工呼吸器などが装着されている患者の場合は，介助方法を確認し，必要に応じて看護師に対応を依頼します．

❹ 片づけ
- 発達段階や自立度に応じて，脱いだ衣服を患者自身が片づけられるように促します．
- 汚物，体液，血液などがついた衣服は，感染拡大防止を考慮して片づけます（感染症患者・耐性菌保菌患者の場合は，それに準じた感染対策をとります）．

❺ 報告
- 継続的に援助を行っている場合や看護計画がある場合，治療上着脱衣の様子を他職種に知ってもらう必要がある場合は，着脱衣の患者の様子や観察事項（傷・あざ・発疹）などを記録します．

❻ 家族支援

　子どもの入院は，家族（保護者・養育者，兄弟姉妹，祖父母など）に様々な影響や精神的負担・身体的負担をもたらす状況にあります．子どもの疾患・障がい，そのための検査や治療，経過や予後などに対して，家族は心配，不安，気遣いなど様々な気持ちを抱き，家族の生活環境や家族関係にも変化が生じます．このような家族の気持ちや状況を理解して寄り添い，負担の軽減や退院後の家庭生活を見据えた支援が必要です．家族への支援は患者のQOL（生活の質）の向上にもつながります．

目 的
- 家族が心理的安定のもと，子どもの入院生活を支えることができるよう支援する
- 家族が子どもの疾患・障がいや発達過程を理解し，よりよい親子関係・きょうだい関係の構築や維持を図ることができるよう援助する

基本的な患者の情報収集項目に加えて，家族支援の際に必要な下記の項目を把握・確認します．

❶ 情報収集
- 家族・家庭に関すること：家族（構成，関係，課題），家庭環境，経済的背景，付き添いの有無，

面会の頻度，居住地，家族・親族の協力体制など．
- 家族の心理・身体状況：家族が抱く気持ち，心理状況に起因すること（緊急入院，初めての入院，病名の告知，病状悪化，入院の長期化など），身体的心理的疲労度の有無，身体状況，性格，気質など．
- 家族の子どもに対する理解：疾患・障がいに関して，治療・薬剤による影響について，発達の特性や発達過程，特徴など．
- 子育てに関すること：愛着関係，親子のかかわり方，養育方針，育児について，入院前の生活，入院による生活の変化，通園・通学など集団生活の有無，療育施設の利用の有無，退院後の生活など．

❷ 環境構成
- 話題や支援の内容に応じて，周囲にいる他患者や他家族の有無を確認したり，病室外の場所を設定したりするなど，プライバシーに配慮した環境を考慮します．
- 家族に疲労・心労がある場合には，休息やリフレッシュできる時間が持てるよう，他職種と連携を図りながら，保育時間の調整を行います．

❸ 声かけ・誘導
- 保育士から意図的に家族に話しかける時には，その場の状況や患者の様子を考慮します．
- 必要に応じて，親子で過ごす時間が持てるよう働きかけます．

❹ 実　施
（1）安全への配慮
- 家族と保育士が話に夢中にならず，患者から目を離さないようにします．

（2）保育士のかかわり
ⅰ　コミュニケーションの円滑化
- 挨拶や日々のコミュニケーションを通して，家族との関係を構築します．
- 家族の言動や様子を観察し，コミュニケーションを図るなかで，患者と家族に対する支援に必要な情報を得ます．
- 家族の行動，仕草，言葉，視線などを注意深く把握して適切にかかわります．

ⅱ　不安の緩和
- 家族が気持ちや考えを表出して整理できるよう，気持ちに寄り添います．
- 家族自身が問題解決を見つけていくことができるよう，「傾聴」「受容」「共感」の姿勢でかかわり，家族の思いや意向などを受け止めて尊重します．
- 必要に応じてアドバイスや支持，情報提供などを行い，家族の自己決定を支えます．

ⅲ　情緒面への支援
- 疲労・心労，精神的負担・身体的負担などを考慮し，感情を表出したり，休息や気分転換をしたりできるよう，家族の心理的支援を行います．
- 家族が前向きに育児やケアに参加したり，子どもの精神的支えになったりすることができるよ

う援助します．

iv 子育て支援
- 家族の相談に応じたり，子どもの姿や成長・発達の喜びを共有したりします．
- 支持，共感，気持ちの代弁，助言（情報提供・提示や提案・伝達）などの支援を通して，疾患・障がいのある子どもの育ちや生活をともに支えます．
- 親子の関係を構築したり，家族が子どもの姿（特性・発達過程・個々のニーズなど）を捉えて理解したりする場となるよう保育を設定します．
- 子どもへの適切なかかわり方や育児を学ぶ場面を作り，家族の養育力の向上を図ります．
- 生活や集団保育のなかで，家族同士のコミュニケーションの場となるよう支援します．

v きょうだい支援
- 家庭・家族におよぼす影響や負担を考慮して支援します．
- 長期入院の患者や終末期にある患者のきょうだいに対する支援については，他職種と相談して行います．
- きょうだいへの病状説明やグリーフケア，家族面会中のきょうだいの預かりなどは他職種やボランティアなどの協力を得ます．

vi 退院後の生活に向けての支援
- 家庭生活や社会生活をイメージし，退院への意欲を持てるよう支援します．
- 家庭で暮らすことや復園・復学，入園・入学などに対する家族の不安・悩みに対して，保育や育児の視点から相談に応じ，助言・提案などを行います．
- 家庭での医療的ケア・在宅療養に関する心配や不安への対応，社会資源の情報提供などは，他職種の介入を依頼します．

（3）他職種との連携
- 家族の思いや課題などを他職種と共有し，家族を多面的に捉えるとともに，統一した意識を持って，先を見据えた支援に努めます．
- 家族の精神的な支援や生活上の課題に関する支援などは，他職種と相談しながら，各職種の専門性を活かして援助します．

❺ 報 告
- 家族の表情や様子，言動，表出した思い，家族と保育士が話した内容，親子関係・きょうだい関係についてなどを保育記録に記載します．
- 他職種との情報共有が特に必要な場合には，口頭でも伝達します．

column

きょうだい支援

　家族の一員(子ども)が病気になったり，入院したりすると，きょうだいの気持ちや生活にも何らかの影響がもたらされます．状況を受け入れようとして精一杯努力しているきょうだいは，家族の不安や苦悩などを感じとったり，入院している子どもに親が付き添う場合は，きょうだいが親との分離や日常生活の変化を経験したりします．さらに，病状や入院期間，きょうだいの年齢などによって，状況による影響は多岐に渡ります．

　そして，きょうだいへおよぼす影響は，精神面・身体面で反応を示し，心理的反応や行動(甘え，無表情，食欲不振，習癖，登園・登校拒否，反抗，無関心など)で表面化することがあります．また，言動に出さない・出せない場合もあります．

　その影響を最小限にするために，入院初期から先を見据えた予防的なかかわりや支援が重要です．感染予防の観点から，原則的に中学生未満のきょうだいが病棟内に入ることはできないため，保育士が直接的にきょうだいとかかわる機会は少ないですが，保育士の専門性を活かした視点で，きょうだいの気持ちをサポートすることができると考えます．

①きょうだいの寂しさや混乱を軽減する

　家族の関心が疾患・障がいのある子どもに集中してしまう状況にあったり，病気の子どもの状態を知らされずに過ごしたりする場合，きょうだいは孤独や困惑，嫉妬などを感じることがあります．

　家族の面会中にきょうだいが病棟外で待っているときには，きょうだいの名前を呼んで挨拶したり，家族の了承を得て入院している子どもの入院生活や保育中の様子を伝えたりすることで，きょうだいは孤立感や不安が緩和されます．

②入院している子どもときょうだいの関係を構築・維持できるよう支援する

　先天性の疾患で出生後から長期入院をしている子どものきょうだいは，弟妹が生まれた実感が得られ難いです．また，家庭で生活していた子どもが急に入院した時には，きょうだいは心配や罪悪感，恐怖などを抱くことあります．

　入院している子どもと保育士が，きょうだいのために手紙や作品を作成したり，窓越しで面会できる環境を医師や看護師とともに調整したりして，きょうだいと入院している子どもをつなぐかかわりが必要であると考えます．入院中のきょうだい関係の構築や維持は，退院後の家庭生活にもつながっていきます．

③きょうだいが家族と過ごす時間を保障する

　きょうだいが1人で留守番をしたり，祖父母宅・親戚宅で生活をしたりするなど，家族との分離によって我慢や負担を強いられることがあります．また，親がきょうだいとかかわる時間が少なくなることで，不満や怒り，孤独感，疎外感，喪失感を抱いたり，家族内の役割が変化したことで重圧を感じたりするきょうだいもいます．

　そのため，親ときょうだいが一緒に過ごす時間が持てるよう，保育時間に家族が外出したり，スタッフと協力して入院中の子どもを預かるなど工夫したりすることで，きょうだいが家族と過ごす時間を保障し，きょうだいのストレス緩和の一助になるでしょう．

　このように，きょうだいが入院している子どもの様子を知り，家族をはじめ多くの人に，「愛されている」「見守られている」「気持ちを理解してくれる人がいる」と感じながら，家族の一員として生活を続けることができるよう，家族や他職種などと連携したきょうだい支援を大切にしていきたいものです．

A章 保育の基本

VI 保育活動中に起こりうる事故と安全対策

1 保育活動中に起こりうる事故

入院環境は家庭と異なり，様々な危険があると考えられます．そのため，患者の病状・状態，発達段階を把握し，事故防止のポイントを押さえて安全な保育活動を実施することが必要です．

❶ 保育活動中に起こりうる事故

保育活動には病状・状態，発達段階が異なる患者が参加するため，環境要因・人的要因による事故が起こることも考えられます．

保育活動中に起こりうる事故について表1に示します．

❷「保育活動中（場所・場面別）に起こりうる事故」（表1）に出てくる語句

表1で使用している語句の説明は以下のとおりです．

(1) 身体的機能，精神的機能，薬剤の使用，疾患，障がい，行動の特性（多動，自閉スペクトラム症など），当日の状態

- 身体的機能（運動，視覚，聴覚，筋肉など）の低下がある．
- 精神的機能（理解力，判断力，不穏など）によるもの．
- 薬剤の使用（鎮静薬，睡眠薬，睡眠導入薬，降圧薬，散瞳薬など）による影響．
- 疾患（てんかん，筋ジストロフィーなど）によるもの．
- 障がい（重症心身障がい，肢体不自由など）．
- 行動の特性（多動，自閉スペクトラム症など）．
- 当日の状態（貧血，脱水，けいれん発作，不眠，失神，めまい，検査後，手術後など）によるもの．

(2) 高い場所

テーブル，椅子，ソファ，棚，窓の桟，手洗い場，床頭台，ベッドなど．

(3) アレルギー要因となるもの

- 教材：ラテックス（ゴム風船，ゴム手袋，輪ゴム），粘土（小麦粉，とうもろこし）など．
- 食品：卵（卵黄，卵白），牛乳，乳製品，小麦，大豆，米，蕎麦，ピーナッツ，牛肉，豚肉，青魚，甲殻類，魚卵（たらこ，いくら），果物（キウイ，パイナップル）など．
- ハウスダスト：ダニ，カビ，ほこりなど．
- 動物：犬，猫，鳥，ハムスターなど．
- 虫：ハチ，蚊など．

- ▶ その他：花粉，たばこなど．

（4）誤飲の要因となるもの
- ▶ 噛みちぎれるもの：チューブ類，コード類，紙，ビニール袋，テープ類など．
- ▶ 口のなかに入りやすいもの：絆創膏，リストバンドの留め具，洋服のボタン，髪留め，ペンの蓋，クレヨン，シール，ミニカーのタイヤ，ビーズ，数珠，ティッシュペーパーなど．

2 安全対策

❶ 保育活動中に起こりうる事故についての安全対策

（1）病棟の状況や患者の成長・発達，状態にあった保育活動を検討，実施
- ▶ 保育に参加する患者の把握（人数，年齢，疾患など）や調整（参加人数など）を行います．
- ▶ 活動場所や保育形態に応じて医療機器，移動用具の適切な配置を行います．
- ▶ 患者に適した玩具や教材，備品（テーブル，椅子など），移動用具を選択します．
- ▶ 病棟内で流行性の感染症が蔓延している場合は，集団保育実施の可否について，看護師長に確認します（A章Ⅳ-2参照）．

（2）患者が使用する場所や物品の安全性を確認
- ▶ 整理整頓，玩具の破損，汚染などを確認し，環境整備を確実に行います．
- ▶ 玩具や教材は，必要に応じて誤飲チェッカー（図1）を使用し安全性を確認します．
- ▶ 備品，移動用具の安全性（破損，タイヤの空気圧，汚染など）を確認します．

（3）患者の動きの観察
- ▶ 転倒，転落，誤飲，感染などの危険を予測し，患者から目を離さないようにします．また，事故発生時には，状況の説明ができるようにします．
- ▶ 離棟，離院しないように患者の行動を把握します．

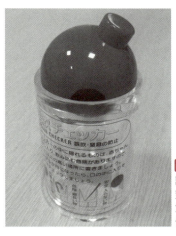

図1 誤飲チェッカー
誤飲チェッカーのなかに隠れるものは，誤飲や窒息する可能性があります．当センターでは「誤飲チェッカー」を使用し，プレイルーム内に常備する玩具を選定・管理しています．

A章　保育の基本

表1　保育活動中(場所・場面別)に起こりうる事故

場所 場面	リスク項目	転倒	転落	アレルギー
プレイルーム(遊び)		・玩具が散乱している ・自分自身や他患者のチューブ類やコード類に足を引っかける ・靴下を履いてフローリング上を走り，滑る(特に乳幼児) ・段差(フローリングやマット)につまずく ・点滴台につまずく ・立位や独歩の獲得段階である ・患者の身体的機能，精神的機能，薬剤の使用，疾患，障がい，行動の特性，当日の状態によりふらつく	・高い場所に上るまたは立ち上がる ・椅子にしっかりと座っていない ・バギーや車椅子などから身を乗り出す，またはベルトを締めていない ・患者の状態や成長・発達に合った椅子やテーブルを使用していない ・患者の身体的機能，精神的機能，薬剤の使用，疾患，障がい，行動の特性，当日の状態によりバランスを崩す	・アレルギー要因となる物品または教材を触る，または誤って口に入れる ・アレルギー要因となる物品や食品を持ち込んでいる ・保育士または家族の不注意でアレルギー要因のある物品または教材を使用する ・患者の手の届くところに，アレルギー要因のある物品や玩具を置いたままになっている(ラテックス製品など)
食堂(食事)		・食べこぼしや床の上にこぼれた水の上を歩く ・患者の身体的機能，精神的機能，薬剤の使用，疾患，障がい，行動の特性，当日の状態によりふらつく	・高い場所に上る，または立ち上がる ・椅子にしっかりと座っていない ・バギーや車椅子などから身を乗り出す，またはベルトを締めていない ・患者の状態や成長・発達に合った椅子やテーブルを使用していない ・患者の身体的機能，精神的機能，薬剤の使用，疾患，障がい，行動の特性，当日の状態によりバランスを崩す	・食事の配膳，内容間違い ・アレルギーのある患者の食事内容を確認せず，食べさせてしまう ・アレルギーのある患者が他患者の食事を誤って食べてしまう ・アレルギー要因となる物品や食事が置いてある ・他患者の食事(おやつ)や食べ残し，食べこぼしが手の届く場所にある ・床に落ちていたものを拾って触る，または誤って口に入れてしまう
病室		・医療機器のコード類が床にはっておりつまずく ・自分で点滴台を押して歩いた際に輸液ルートや椅子，テーブル，床頭台などにつまずく ・ベッドや移動用具などが置いてあり，ぶつかる ・患者の身体的機能，精神的機能，薬剤の使用，疾患，障がい，行動の特性，当日の状態によりふらつく	・高い場所に上る，または立ち上がる ・バギーや車椅子などから身を乗り出す，またはベルトを締めていない ・患者の身体的機能，精神的機能，薬剤の使用，疾患，障がい，行動の特性，当日の状態によりバランスを崩す	・アレルギー要因となる物品や教材を触る，または誤って口に入れる ・他患者からアレルギー要因のある教材や物品を受けとる ・面会者がアレルギー要因のある物品や食べ物を持ち込み，患者が触れたり飲食をしたりしてしまう
ベッド上		・ベッド内に玩具や生活用品(オムツやお尻拭き，タオルなど)が散乱している ・チューブ類やコード類が体や足に絡まり立ち上がる，または歩きまわる ・カーテンに巻きついて遊ぶ ・患者の身体的機能，精神的機能，薬剤の使用，疾患，障がい，行動の特性，当日の状態によりふらつく	・ベッド柵が下がったままで患者から目を離す ・ベッド柵によじ上る，またはベッド内にある玩具や寝具，テーブルなどを踏み台にして柵を上る ・患者がベッド柵を自分で下ろす ・カーテンにぶら下がる ・患者の身体的機能，精神的機能，薬剤の使用，疾患，障がい，行動の特性，当日の状態によりバランスを崩す	・アレルギー要因となる物品や教材がベッド内に置いてあり，誤って触る，または口に入れる ・面会者からアレルギー要因のある物品をベッド上に持ち込む
庭園		・水たまりや苔，落ち葉，小石などの上を歩いて滑る ・突風でバランスを崩す ・走りまわる ・他患者と衝突する ・サンダルやスリッパを履いていてつまずく ・患者の身体的機能，精神的機能，薬剤の使用，疾患，障がい，行動の特性，当日の状態によりふらつく	・遊具やベンチ，花壇，すべり台に登り(立ち上がり)バランスを崩す ・バギーや車椅子，カートなどに乗車の際，身を乗り出す，または，ベルトを締めていない ・患者の身体的機能，精神的機能，薬剤の使用，疾患，障がい，行動の特性，当日の状態によりバランスを崩す	・アレルギー要因のある花粉に触る，または吸い込む ・虫に刺される(ハチ・蚊など)

・色文字は p.46 の語句の説明を参照してください．

VI. 保育活動中に起こりうる事故と安全対策

誤飲	感染	生活上のトラブル
・誤飲の要因となる大きさの玩具または教材がある，または家族が持ち込んでいる ・玩具や教材をふざけて口のなかへ入れて遊んでいる ◎当センターでは病棟の特性や成長・発達に応じてプレイルームに玩具を常備しています．乳幼児が入院している病棟では誤飲チェッカー(図1)を活用し，誤飲防止に努めています．	・床に落ちた玩具や教材をそのまま使用する ・フローリングやマットに土足で上がる ・裸足で床を歩きまわり，そのままフローリングまたはマットへ上がる ・共有玩具を口のなかへ入れる ・鼻水・唾液・体液などによって汚れた手で玩具や教材を触る ・感染症の症状，耐性菌(MRSAやESBLなど)のある患者が他患者と玩具を共有する ・他患者の血液や体液，吐物を触る	・他患者に対しての行為 　┌チューブ類を引っ張る 　│医療機器をむやみに触る，または落とす 　└ふざけていた際に他患者にぶつかる，または点滴台を倒すなど ・コンセントに触れて感電する
・口のなかへ食べ物を入れすぎてしまう ・歩きながら飲食をする ・誤飲の要因となるものが落ちている ・口のなかに食べ物を入れたまま入眠する	・手を洗わずに食べる ・床に落ちたものを食べる ・感染症の症状，耐性菌のある患者が他患者と一緒に食事をしている	・他患者の食事を食べる(誤食，盗食など) ・ふざけていた際に箸やフォーク，スプーンが喉や顔に突き刺さる ・患者確認を行う前に，食事を食べてしまう ・手術前や食事制限がある患者が誤って食事を食べてしまう ・下膳車に置かれている食事を食べてしまう
・誤飲の要因となる大きさの玩具や教材，薬剤などが手の届く場所に置いてある ・髪留め，ゴム，洋服のボタンなどが落ちている ・玩具や教材をふざけて口のなかへ入れて遊んでいる ・口のなかに食べ物を入れたまま入眠する ・手の届くところに薬剤が置いてある	・床に落ちた玩具や教材をそのまま使用する ・裸足で歩きまわる ・設置されている感染医療廃棄容器(感染性のある物を捨てる容器)を触る ・感染症の症状，耐性菌のある同室の患者と接触をしたり，玩具の貸し借りをしたりする ・私物(玩具や日用品など)が多く，共有のテーブルや床頭台の整理整頓ができておらず，ほこりがたまる ◎当センターは感染防止のため，12歳以下の面会者は病棟師長の許可が必要となります．	・他患者と喧嘩する ・他患者に対しての行為 　┌チューブ類を引っ張る 　│医療機器をむやみに触る，または落とす 　└ふざけていた際に他患者にぶつかる，または点滴台を倒すなど ・ドアに手を挟む ・手術前や食事制限がある患者が誤って食事を食べてしまう ・病棟の外に無断で出る(離棟，離院)
・誤飲の要因となる大きさの玩具や教材，薬剤，ティッシュ，お尻拭きなどが手の届く場所に置いてある ・髪留め，ゴム，洋服のボタンなどがとれている ・玩具や教材をふざけて口のなかへ入れて遊んでいる	・床に落ちた玩具や教材をそのまま使用する ・クリーンウォール管理中の患者が他患者と私物玩具を貸し借りする(p.22参照) ・他患者のベッド上で遊ぶ ・排泄後の尿や便，吐物などを触る，または汚染された物がベッド内に置かれたままになっている	・ベッド内にタオルやビニールが置いてあり顔に被ってしまう ・チューブ類やコード類が首に巻きついてしまう ・手術前や食事制限がある患者が誤って食事を食べてしまう ・ベッド柵に頭や手足をぶつける，または挟む ・着替えや入眠中のトラブル 　┌チューブ類を引っ張る 　│患部を触る 　└チューブ類の事故抜去など
・落ち葉や花，小石，虫などを誤って口のなかに入れる ・シャボン玉液を誤って飲み込む	・庭園散歩終了後，手洗い(うがい)をしない ・免疫が低下している患者が土いじりをする	・ベンチや草木のトゲが刺さる ・体温調節ができず，熱中症になってしまう ・虫に刺される

A 保育の基本
B 保育の実践
C 多職種連携と医療現場における保育士教育

（4）感染予防策の徹底

- 標準予防策（スタンダードプリコーション）の実施および保育活動前後の手洗いを確実に行います．
- 易感染患者，感染症患者，耐性菌保菌患者に対する保育活動への配慮をします．
- 保育活動中に活動場所や玩具・教材に対して血液や体液，吐物などの汚染があった場合には，速やかに保育活動を中断し看護師へ報告，患者の対応を依頼します．汚染された場所や物品などは洗浄または消毒を行います．
- 感染症患者への保育活動は，保育士が伝播しないように配慮します（A章 IV-4 参照）．

（5）患者・家族に対しての注意喚起や対応

- 共有して使用する玩具については口に入れたり投げたりなどしないよう，患者の成長・発達や理解度に合わせて対応をします．
- 私物玩具などの貸し借りについては感染や紛失を考慮して避けてもらうようにしています．

❷ 保育士により起こりうる事故と安全対策

保育活動中に起こりうる事故の発生要因は，患者・家族の理解不足や患者を取り巻く環境だけではなく，保育士自身のリスクに対する知識不足や医療現場での経験不足などが考えられます．そのため，保育士自身が要因として起こりうる事故について発生要因を認識するとともに，確実に安全対策をとり，日々自身の行動を振り返りながら，保育活動を実践することが必要です．

（1）発生要因

- 患者の情報収集の不足（疾患・身体的機能・精神的機能・使用されている薬剤・手術や検査・当日の検査の状態）（A章 IV-2 参照）．
- 患者の疾患や成長・発達に合った保育活動の設定が不適切．
- 保育活動中の車椅子やバギー，点滴などの医療機器の設置場所が不適切．
- 患者が使用する玩具や教材などの物品管理不足．
- 備品（椅子・テーブル），移動用具（バギー車椅子など）の安全確認が不十分．
- 保育活動場所の環境整備が不十分．
- 患者の観察が不十分（患者から目を離す・家族がいることで安心してしまう・他のことに気を取られていた）．
- 患者・家族への説明（注意喚起・指導）が不十分．
- リスクに対する判断力や知識の不足．
- 技術が未熟（経験不足）．
- 心身の疲労（睡眠不足・体調不良・考え事をしていたなど）．

（2）安全対策

- 患者の情報収集を確実に行います（A章 IV-2 参照）．
- 患者の病状や成長・発達，活動制限に合った保育活動を検討，実施します．
- 活動場所や保育形態に応じて，患者や家族，保育士の位置，バギーや車椅子，医療機器の配置を行います．
- 患者に合った玩具や教材を選択し，安全確認と管理を確実に行います．

- 患者に合った用具や移動用具を選択し，使用前には安全性（破損の有無，タイヤの空気圧，汚染など）を必ず確認します．
- 保育活動前の環境整備を徹底します．
- 感染対策について正しく理解し，標準予防策と保育活動前後の手洗いを確実に行います．
- 使用する用具の使用目的や使用上の注意について，必要に応じて患者，家族に対して注意喚起や指導を行います．
- 保育活動中に起こりうる事故を理解，予測し，不安や疑問に思うことがある場合は自己判断せずに，看護師長や他病棟の保育士に相談します．
- 保育士自身の体調管理をしっかりと行います．

❸ インシデント・アクシデント発生時の保育士の対応と報告

- 保育活動中にインシデント・アクシデントが発生した場合，速やかに近くにいる病棟スタッフを呼び，対応を依頼します．
- 日々の受け持ち看護師，所属病棟の看護師長に報告します．
- インシデントレポート*を記載し，所属病棟のリスクマネージャー（副看護師長），医療安全管理者に提出します．
- 病棟で情報共有し，再発防止に努めます．

> **MEMO**
>
> * インシデント内容の共有
> 当センターの保育士は，インシデントが発生した場合，主任保育士と保育士のリスク係に報告し，病棟同様にミーティングで情報共有・要因や対策について話し合い，再発防止に努めています．

❹ 保育における感染対策

（1）玩具の洗浄・消毒方法

プレイルームに常備している玩具や保育で使用している物品は多くの患者・家族が使用しています．衛生面や感染面を考慮して，それらの物品の洗浄や消毒を行います．

ⅰ 洗浄・消毒方法について

洗浄・消毒方法については**表2**にて示します．

ⅱ 洗剤・洗浄機の使用方法と消毒効果について

洗浄・洗浄機の使用方法と消毒効果については**表3**にて示します．

（2）プレイルームの環境整備

ⅰ 目的

①清潔な環境を作り，感染拡大の防止を図ります．
②安全で安心できる環境を作り，事故防止を図ります．

表2 洗浄・消毒方法

	使用する物品
日常的な洗浄・消毒	保育で使用後の玩具・プレイルームに常備してある玩具：環境用清拭クロス テーブル，椅子，棚，プレイマット：第四級アンモニウム塩を含む合成洗浄剤
定期的な洗浄・消毒	熱処理可能な玩具(例：プラスチック玩具，ままごと玩具など)：熱処理消毒(90℃以上) 熱処理不可能な玩具(例：電池入りの玩具，大きな玩具など)：次亜塩素酸ナトリウム 流水で洗浄可能な玩具(例：スポンジブロック，マットなど)：洗浄剤
感染症(RSウイルス・インフルエンザなど)や耐性菌(MRSA・ESBLなど)のある患者が触れた場合の洗浄・消毒	熱処理可能な玩具：熱処理消毒(90℃以上) 熱処理不可能な玩具：環境用清拭クロス 流水で洗浄可能な玩具：洗浄剤 (胃腸炎，ノロウイルス，ロタウイルスの場合は，熱処理消毒または次亜塩素酸ナトリウム)
その他の洗浄・消毒	吐物，便，尿が付着した場合：次亜塩素酸ナトリウム 体液，分泌物が付着した場合：環境用清拭クロス 血液が付着した場合：消毒用のアルコールタオル

表3 洗浄・洗浄機の使用方法と消毒効果

	使用方法	消毒効果	備考
熱処理消毒	付着している汚れは高圧洗浄機にかけてから手洗いする	高水準消毒 主な菌は80℃以上の熱で，10分間熱処理することで除去できる	速乾性なし 熱処理消毒後，しっかり乾燥させる
消毒用のアルコールタオル(エタノールが含まれている)	アルコールで拭きとる	中水準消毒 10分以上浸した場合，菌を除去できる	速乾性あり タンパク汚れは不可
環境用清拭クロス(界面活性剤，第四級アンモニウム塩が含まれている)	クロスで拭きとる	低水準消毒 タンパク汚れ，脂質汚れなどの清拭除去と除菌が同時にできる	速乾性なし 食器には使用不可 口に入れてしまうような玩具は清拭した後，水拭きをする
第四級アンモニウム塩を含む合成洗浄剤	第四級アンモニウム塩を含む合成洗浄剤を希釈して使用する	低水準消毒 除菌効果あり	速乾性なし
洗浄剤	スポンジなどに含ませて洗い，十分にすすぐ	低水準消毒 除菌効果あり 流水で洗浄可能な玩具は効果的	速乾性なし 洗浄後，乾燥させる
次亜塩素酸ナトリウム	次亜塩素酸ナトリウムを希釈して使用する	中水準消毒 胃腸炎，ノロ・ロタウイルスに効果的 吐物処理の時に使用する	速乾性なし 口に入れそうな玩具は，次亜塩素酸ナトリウムで拭いた後，水拭きを行い，乾燥させる 金属を腐食させる 粘膜刺激とタンパク変性作用，漂白作用がある

ii 必要物品

キッチンペーパー，水，第四級アンモニウム塩を含む合成洗浄剤，ビニール袋，環境用清拭クロス，次亜塩素酸ナトリウム（清拭する物品，汚染状況により選択します）．

iii 手順，留意点，根拠

手順，留意点，根拠については表4にて示します．

表4 プレイルームの環境整備（手順, 留意点, 根拠）

手順	留意点	根拠
環境整備		
①手袋を装着し，第四級アンモニウム塩を含む合成洗浄剤を水で希釈し，ペーパーを浸して，玩具・書籍の入っている棚，椅子，テーブルなどの備品を拭きます		①プレイルームは不特定多数の患者が使用するため，低水準消毒を行い感染を予防します
②玩具の破損・紛失・汚染がないかを確認し，環境用清拭クロスで拭きます	②患者が口に入れてしまうような玩具は，環境用清拭クロスで拭いた後，水拭きを行います	②玩具の破損・紛失は誤飲や怪我につながるため，リスクとなるものを除去し，安全な環境を確認します
③使用した手袋・ペーパー類はビニール袋に入れ，洗浄室のゴミ箱に捨てます	③不衛生・不潔なため，患者・家族が使用するゴミ箱には破棄しません	

> **MEMO**
> ・保育士は常に整理整頓を心がけ，使用した玩具や本を患者が自ら片づけられるように促すなど，安全で遊びやすい環境作りを行います．また，患者自身だけでは片づけが不十分なこともあるため，スタッフや家族の援助も必要です．
> ・ロールカーテンのひもは破損や首つりなどの事故を防ぐため，患者の手の届かない長さに束ねてクリップで留めます．

3 災害時の対応

地震や火災などの災害はいつ起こるかわかりません．災害が起きた際に慌てず冷静な行動がとれるよう，日頃から，避難経路，避難方法，病棟にある消火器・消火栓が設置されている場所を確認しておく必要があります．

❶ 地震発生時の保育士の対応

地震発生時の当センターでの保育士の対応については図2にて示します．

A章 保育の基本

```
                    ┌──────────┐
                    │ 地震発生  │
                    └────┬─────┘
                         ↓
```

プレイルーム，食堂での保育活動中の場合
- 割れたガラスや本の落下による怪我を防ぐため，窓や本棚から離れるよう患者・家族に声をかける
- ブラインドを閉める
- 点滴台や医療機器などが転倒しないよう押さえる
- バギー，車椅子などに患者が乗車している場合は転落しないよう押さえる

病室での保育活動中の場合
- 割れたガラスの落下による怪我を防ぐため，窓側の患者のベッドを窓から離す
- 窓側のカーテンを閉める
- ベッド柵を上げ，患者の転落を防ぐ
- 患者がベッドサイド（スウィングベッド，バギー，車椅子，椅子など）にいる場合は，ベッドに移乗させる
- 点滴台や医療機器，床頭台などが転倒しないよう押さえる．また，天井から注入棒が下がっている場合は落下しないよう押さえる

↓

安全を確保し，指示があるまでその場で待機をする

- 患者や家族の状況確認をする（怪我や体調不良などがないか）
- 不安や恐怖心が和らぐよう，気持ちに寄り添いながら声をかける
- 1人での対応が困難な場合や患者の急変，緊急事態の場合は，医師や看護師に救助を要請する

避難する場合
- 患者・家族（面会者）の人数を確認する
- すぐに避難（移動）できるよう患者や家族へ声をかける
- 自分で歩行できない患者（乳幼児や重症心身障がい児・者）をバギーや車椅子などに移乗させる
- 付き添いがなく護送※の必要な患者のそばにいる

↓

看護師長または看護師長代行の指示に従い，患者・家族を安全な場所へ誘導または移動する

避難しない場合
- 付き添いがない患者が複数いる場合は，看護師が来るまで待機し，患者の移動を依頼する
- 家族がいる場合は，ベッドへ戻るよう促す

↓

全員ベッドに戻り次第，保育活動に参加していた患者・家族の人数や様子などを看護師長または看護師長代行へ報告する

病棟外にいる場合はその場で待機し，揺れがおさまったら配置病棟へ戻り，保育士の安否を看護師長または看護師長代行に報告する

図2 地震発生時の保育士の対応

用語説明 ※護送の必要な患者

護送…幼児，点滴をしている患者，自力歩行はできないが車椅子利用可能な患者．
担送…人工呼吸器装着中，新生児や乳児，指示が理解できないまたは従わない，安静度の制限がある整形外科の患者，バルーンカテーテル留置の泌尿器科の患者．

Ⅵ．保育活動中に起こりうる事故と安全対策

❷ 火災発生時の保育士の対応

火災発生時の当センターでの保育士の対応については図3にて示します．

```
                    ┌─────────────┐
                    │  火災発生    │
                    └──────┬──────┘
                           ↓
         ┌───────────────────────────────┐
         │ 保育士が発見した時              │
         │ ・大声で「火事だ」と呼ぶ        │
         │ ・初期消火をする                │
         │ 院内で火災が発生した時          │
         │ ・指示があるまで待機            │
         └───────────────┬───────────────┘
                         ↓
┌─────────────────────────────────────────────────────┐
│ プレイルーム，食堂，病室で保育活動をしている場合       │
│ ・1人での対応が困難な場合は，大きな声で応援を呼ぶ     │
│ ・スタッフが来るまでその場に待機するよう患者・家族へ   │
│   声をかける                                         │
│   付き添いがいる場合：すぐ避難できるよう準備の声かけ   │
│                       をする                         │
│             （靴を履く，口元をタオルなどで覆う）       │
│   付き添いがいない場合：自分で歩行できない患者はバギー │
│   や車椅子などに乗車させ，すぐに避難できるよう準備する │
└─────────────────────────────┬───────────────────────┘
                              ↓
         ┌───────────────────────────────────┐
         │ 不安や恐怖心が和らぐよう，気持ちに   │
         │ 寄り添いながら声をかける            │
         └───────────────┬───────────────────┘
                         ↓
         ┌───────────────────────────────────┐
         │ 看護師長・看護師長代行の指示に従い， │
         │ 患者・家族を安全な場所へ誘導する    │
         └───────────────────────────────────┘
```

図3 火災発生時の保育士の対応

> **MEMO**
> ・当センターの災害マニュアルをもとに保育活動場面に合わせた保育士の災害時のマニュアルを作成し，年1回机上訓練を保育士内で実施しています．
> ・病棟の構造を把握し，配属病棟にある消火器・消火栓が設置されている場所，非常口の確認をすることが必要です．
> ・病棟では1人で保育活動を行うことが多いため，日頃から患者の移動手段，環境構成，家族の付き添いの有無など把握し，災害が起こりうる場面を想定して保育活動を行うことが重要です．

B章

保育の実践

I. 保育記録マニュアル
II. 症例別にみた保育支援

B章　保育の実践

1 保育記録マニュアル

1 医療現場における保育記録

　一般的な保育記録は，保育士が保育中の出来事を振り返り，子どもの行動やそれに対するかかわりについて，その時の子どもの気持ちや行動の意味，保育士の指導・援助の意図までを考え記したものになります．

　医療現場における保育記録では，疾患を抱えている患者と家族を支援対象としています．そのため，患者によっては疾患や治療，さらには障がいによって生じる様々な困難と向き合うことを余儀なくされ，遊びや生活援助，成長・発達といった，一般的に保育士が行うと考えられている支援よりも「医療」を優先すべき「課題」がある患者も少なくありません．

　そうしたなかで，患者一人ひとりの理解を深め，実際の保育をよりよく営むためには，保育過程を明文化することが重要となります．さらに，チーム医療を実践するなかで保育支援を行っていくためには，他職種の理解を得ることが不可欠であり，その内容を共有しやすい記録にすることが求められます．

❶ 当センターでの保育記録の目的

　上記の内容にあるように，チーム医療を実践するなかで，保育支援を行うためには，他職種と共有しやすい保育記録を記載することが必要です．

　当センターでは，患者一人ひとりの疾病の経過と成長・発達に応じた保育の目的や活動内容，保育士のかかわりやその意図を明示し，他職種への情報提供と共有を行います．また，患者がどのように変化・発達しているのかを評価（保育の評価）し，患者・家族への保育環境や保育過程・支援に対する保育士自身の評価，および振り返りを行うこと，この2つを目的としています．

❷ 保育記録の留意点

　当センターでは，電子カルテを使用して保育記録を行います．

　保育記録は客観性があり，簡潔で，患者・家族にかかわるすべての職種が素早く患者の保育過程や支援内容を把握できるような効率性を考慮する必要があります．

- 保育活動後は速やかに記録を行い，開始時間と活動時間を記載し，必ず実施した日に記載します（保育活動を実施する前に記録を行うことはできません）．
- 患者の行動や言葉を直接引用し，患者に何が起こったか，どのような保育を誰が，いつ，どこで，実施したのか，また，その反応などの事実を正しく記載します．
- 家族から「誰にも言わないでください」と話された内容を記載する場合は，個人情報に留意しま

す.
- 患者・家族にレッテルを貼ることや態度・性格などについて否定的な内容は記載しません.
- 「〜と思われる」「〜のようにみえる」といった,主観的な表現ではなく,客観的な表現で記載します.
- 病状や診断・治療など,医療や看護など,保育以外の領域に踏み込んだ内容の記載をしないよう,留意します.
- 保育活動中にインシデントまたはアクシデントが発生した場合は,状況を時系列に記載します.

❸ 保育士としての視点で記載するポイント

- 保育活動中に患者の状態に変化があった場合や,医師・看護師に対応を依頼した場面があった場合は,その時の患者・家族の言動や様子,保育士が対応した内容などを記載します.
- 患者の表情や言動は,保育士が病状や障がいの特性を把握したうえで観察した,患者の状態や訴えなどを必要に応じて記載します.

> 例:「笑った時や立ち上がる際などに腹部に力を入れると創部の痛みを訴えた」
> 「痰がからんだ咳をすることが数回あった」
> 「保育士が手のひらを触ると,身体に力が入る」
> 「遊びに集中している時は,悪心の訴えはなかった」など

- 先天性疾患や慢性疾患のある患者,繰り返し入院している患者,今後も通院や入院予定のある患者の記録は,経過や発達過程の情報がその後の支援につながることもあるため,患者や家族の言動や様子,発達段階などがわかる記載を心がけます.
- 多職種がかかわっている患者の場合は,患者の言動や様子を共有し,各職種が支援する際の情報となるよう,内容を意識して記載します.

column
虐待などの症例にかかわる記載をするとき

当センターでは,不適切な養育を疑われて入院する患者もいます.保育士は遊びや日常生活でかかわることが多いため,面会に来た家族との関係や遊び方,他患者・家族とのかかわり方,会話のやりとりなどから様々な情報を得ることがあります.また,保育記録に記載された内容が患者にかかわる専門職の治療計画に活かされることもあります.

❷ 保育記録の体系

当センターで作成した2つの保育記録のテンプレート(保育計画記録・保育参加記録の書式)があり,さらに乳幼児用と学童・思春期用のテンプレートを選択して記録を行います.

「保育計画記録」(p.64 参照)は,保育士の意図的なねらいがあり,継続したかかわりが必要である場合や担当看護師と相談のもと,患者(家族)の目指す状態(患者目標)が明確な場合に,このテン

プレートを使用して記録を行います．

「保育参加記録」(p.61 参照)は，療養生活のなかで，遊びの充実や保障が必要な場合や気分転換活動などが必要な場合，このテンプレートを使用して記録を行います．

当センターでの保育記録の体系を図1にて示します．

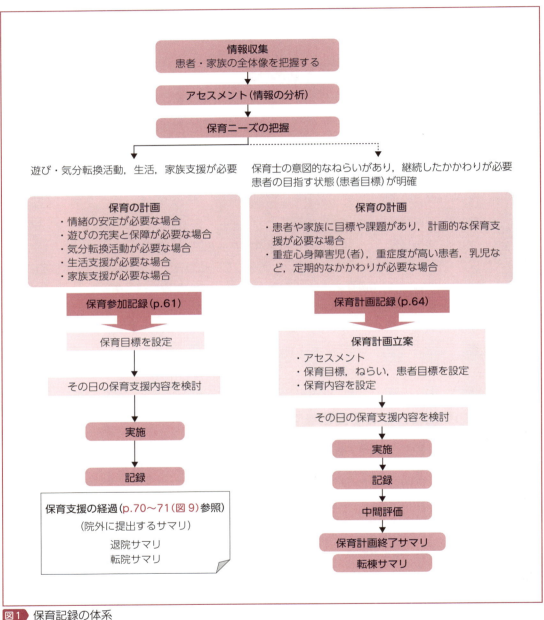

図1 保育記録の体系

3 保育記録記載の流れ

ここでは，当センターで作成した保育記録のテンプレート（入力画面または電子カルテに展開されたテンプレート画面）に沿って説明します．

❶ 保育参加記録

保育参加記録記載の流れを図2に示します．

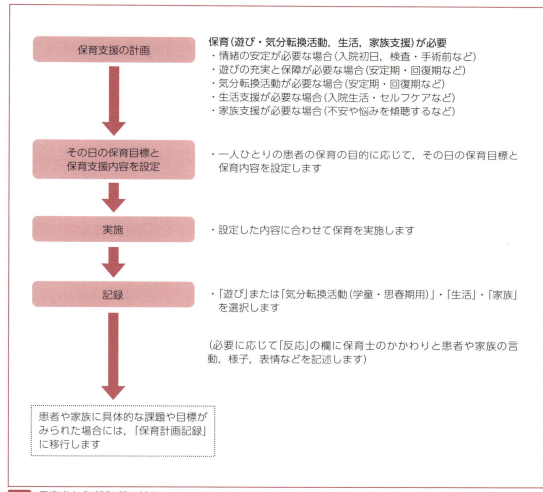

図2 保育参加記録記載の流れ

❷ 記載内容と留意事項

保育参加記録テンプレートの記載内容と留意事項を図3(①〜⑪)に示します．

i　タイトル

①「遊び」「生活」「家族」の3項目のなかからいずれか1つを選択します(複数選択はしない)．
- 「遊び」のなかで選択肢がない場合は，フリーコメント欄(★)に記載します．

ii　成育保育のねらい

②保育目標について
- 保育のねらいの詳細は p.3(表1)参照．

iii　実施内容

③開始時間

④保育時間

⑤場所について
- 選択項目がない場合は，フリーコメント欄(★)に記載します．

⑥保育形態について
- 記載する時の留意事項
  設定：保育士が意図的にかかわった場合
  自由：患者・家族との会話や保育士が設定していない活動の様子などを記載する場合
  集団：患者が複数人の保育
  個別：保育士と1対1の保育や会話(患者の付き添いや家族は含んでも可)

⑦参加者について
- 他職種(医師，看護師，CLS など)が参加した場合は，フリーコメント欄(★)に記載します．

⑧備品について
- 選択項目がない場合は，フリーコメント欄(★)に記載します．
  例：松葉杖，歩行器，座位保持椅子など

⑨教材について
- 基本的には玩具の総称としますが，玩具や教材の具体的な名称を特記する場合には，フリーコメント欄(★)に記載します．

⑩表情について
- 反応の欄(⑪)に関するフリーコメントの記載がない時には必須で選択します．

⑪反応について
- 基本的に主語は患者となります．
- 保育士や家族，スタッフが主語になる場合には「保育士は…」，「母は…」，「看護師は…」などと主語を明記します．
- 患者や家族の表情，仕草，言葉，保育士のかかわりに対する反応，体勢などを客観的な表現で記載します．

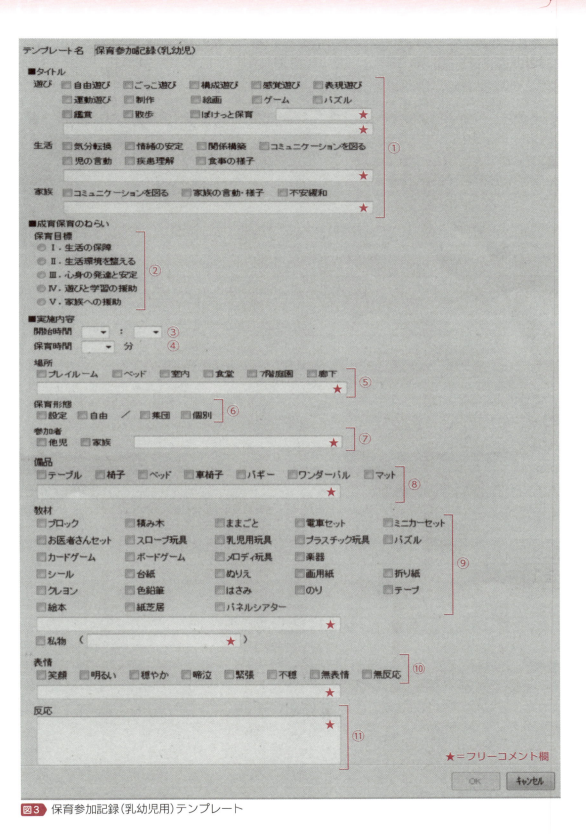

図3 保育参加記録（乳幼児用）テンプレート

③ 保育計画記録

保育計画記録記載の流れを図4に示します．

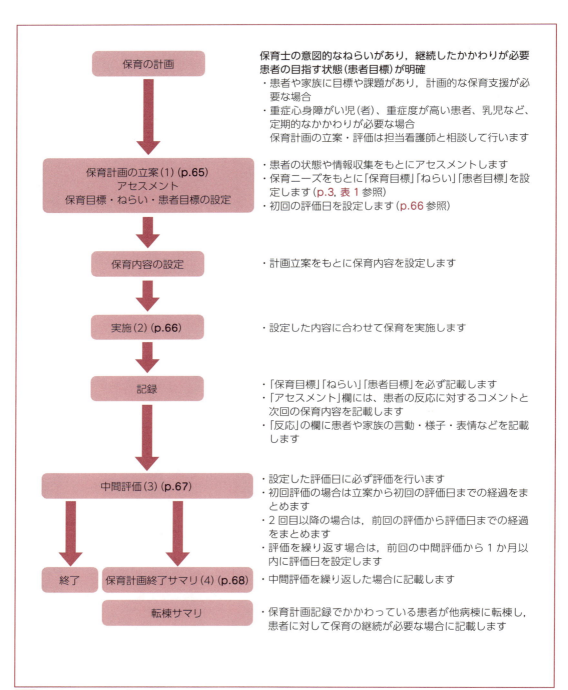

図4 保育計画記録記載の流れ

❹ 保育計画記録テンプレートの記載内容と留意事項

(1) 立案

保育計画記録立案について図5に示します．

i 成育保育のねらい

図5①〜③は，当センターで使用しているものを記載します．

ii 患者目標について

患者目標は具体的でなければなりません．

・誰が，何を，いつ，どこで，どのように，どの程度するのかを記載します．

主語：誰が目標を達成するのか

動詞：何を（どのような行為を）目標達成するのか

達成度が測定できる動詞を使用

例：言う，話す，述べる，表現する，歩く，立つ，座る，実施する，増加する，減少する，運動する，説明する，識別する，保つ，実際に行ってみせる，話し合う，考えを分かち合う，伝達する，など

（達成度が測定できない動詞〈知る，理解する，価値がわかる，考える，受容する，感じる，など〉は使用しません）

状態：どのような状態で行うのか

時間：いつ行うのか

予想される入院日数，成長・発達，行動様式，健康状態，人的・物的資源などを考慮した現実的な目標であること，また，患者の年齢，性別，成長・発達など，個別性を考慮した表現で記載します．

iii アセスメント

図5④アセスメントについて

・情報を分析し，どのような背景から保育ニーズを見出したのか，保育計画に至った経緯を記載します．

iv 保育内容

図5⑤保育内容について

・具体的なかかわり方や，期待される効果などを記載します．

・達成度が測定できる動詞（p.65 参照）を使用し，問題解決のための具体的な保育内容を記載します．

v 次回評価日

図5⑥初回評価*は，今後の見通しを立てるため，立案した日から2週間以内に行います．

保育士　●●　●●●　2016-04-01　11:45	
FREE	【保育計画記録　立案(乳幼児)】 〈保育目標〉　Ⅲ. 心身の発達と安定　① 〈ねらい〉　　信頼関係を築く　② 〈患者目標〉　保育士との関係を築くことができる　③ [アセスメント]　④ 初めての入院であり，慣れない環境のなかで家族と離れて入院生活を送っており，1人になるとベッド上で啼泣していることが多い．そのため，保育士との信頼関係を構築し，心理的安定を図ることが必要である． [保育内容]　⑤ 保育士が安心できる存在となるよう，抱っこや応答的なかかわりを継続的に行う． [次回評価日]　2016-04-14　⑥

図5 保育計画記録立案例(電子カルテ展開画面)

> **MEMO**
>
> * 初回の評価について
> 当センターでは，患者の状態が安定し，保育士との信頼関係を築く期間を1週間程度と考えています．その後，生活・遊びの拡大ができるようになる期間としてさらに1週間としており，合計2週間程度で設定した目標が達成されると考えます．そのため，患者目標設定から2週間以内で初回の評価を行います．

(2) 保育計画実施記録(保育を実際に行った際の記録)

保育計画実施記録(保育を実際に行った際の記録)を図6に示します．

i　タイトル

　図6①「遊び」「生活」「家族」の3項目のなかからいずれか1つを選択します(保育参加記録と同様)．

ii　成育保育のねらい

　図6②には保育計画立案時の「保育目標」「ねらい」「患者目標」を記載します．

iii　実施内容

　図6③〜⑨までは，保育参加記録と同様です．

iv　保育支援の実際

　図6⑩アセスメントについて

　　・患者の反応に対するアセスメントと次回の保育内容を記載します．

　図6⑪保育内容について

　　・その日の保育活動の内容を記載します．

図6 ⑫反応について
・保育士のかかわりと患者の反応（言動・様子・表情）などを記載します．
図6 ⑬その他については，特記事項がある場合に記載します．

v 次回評価日

図6 ⑭には設定した日を記載します．

```
保育士　●●　●●●　2016－04－08　11：45
FREE  【保育計画記録　保育計画実施記録（乳幼児）】
      〔遊び〕        自由遊び　①
      〔成育保育のねらい〕②
      〈保育目標〉    Ⅲ. 心身の発達と安定
      〈ねらい〉      信頼関係を築く
      〈患者目標〉    保育士との関係を築くことができる
      〔開始時間〕    10：30　③
      〔保育時間〕    30 分　④
      〔場所〕        ベッド　⑤
      〔保育形態〕    設定　／　個別　⑥
      〔参加者〕      ※参加者がいる場合のみ記載する　⑦
      〔備品〕        テーブル　⑧
      〔教材〕        乳幼児玩具　メロディ玩具　私物（人形）　⑨

      〔アセスメント〕⑩
      ベッド上で啼泣していることも多いが，病棟スタッフや保育士の顔をみると抱っこを求める
      ようになり，徐々に信頼関係が構築されてきている．今後も入院生活が続くことから，心理
      的安定を図れるようなかかわりが必要である．

      〔保育内容〕⑪
      患者が落ち着いて過ごすことができるよう，抱っこや好きな玩具，人形を用いて遊ぶ．

      〔反応〕⑫
      「ママー」と言いながら母の姿を求めて啼泣しており，保育士がベッドサイドに来ると両手を
      伸ばして抱っこを求める．抱っこされると徐々に落ち着き，笑顔をみせて「あ，あ！」と声を
      出しながら保育士が持参した玩具を指さし，興味を示す．その後はベッド上で座位になり，
      音楽に合わせて手を叩きながら身体を揺らすなど，穏やかな表情で遊ぶ．

      〔その他〕⑬

      〔次回評価日〕 2016－04－15　⑭
```

図6　保育計画実施記録例（保育を実際に行った際の記録）

（3）中間評価

保育計画記録中間評価について図7 に示します．

i 成育保育のねらい

図7 ①には保育計画立案時の「保育目標」「ねらい」「患者目標」を記載します．

ii 評価

図7 ②評価について
- 初回評価の場合は立案から初回評価日までの経過をまとめます．
- 2回目以降の場合は，前回の評価から評価日までの経過をまとめます．
- 達成度が測定できる動詞を使用して記載します．
- 「継続」「終了」「中止」の語句*を入れて記載します．

iii 次回評価日

保育計画を継続する場合は，次回評価日を1か月以内に設定します．

保育士 ●● ●●● 2016-04-15 11：45

FREE
【保育計画記録　中間評価】
[成育保育のねらい]　①
〈保育目標〉　Ⅲ. 心身の発達と安定
〈ねらい〉　　信頼関係を築く
〈患者目標〉　保育士との関係を築くことができる

[評価]　②
初めての入院であり，きょうだいがいることから家族の面会も短時間となっていた．慣れない病棟スタッフと接するなかで，家族と離れて入院生活を送っており，1人で過ごしている時はベッド上で啼泣していることが多かった．
そのため，保育士との関係を構築し，安心できる存在となるよう，抱っこや応答的なかかわりを継続的に行い，心理的安定を図った．
初対面では，ベッド柵を下ろすと啼泣が強くなり，廊下を指さして泣くことが続いた．そのため，毎日顔を見せ，声かけやスキンシップをとりながら抱っこし，気持ちが落ち着いてから遊ぶようにかかわった．しだいに保育士が来ると両手を伸ばして抱っこを求め，抱っこされるとすぐに落ち着き，穏やかな表情で遊びに移行できるようになった．
以上のことから患者目標は達成されたと判断し，保育計画は終了とする．

今後も患者の体調に合わせて保育支援を行う．

図7　保育計画記録中間評価例（電子カルテ展開画面）

MEMO

＊評価で使用する語句について

継続：引き続き，同じ患者目標，保育内容を実施する場合．他病棟に転棟し，保育支援の継続が必要な場合．
終了：目標を達成した場合．退院・転院のため，保育支援を継続できない場合．
中止：患者の状態変化，ICU病棟への転棟などにより，保育支援の継続が困難な場合．

I．保育記録マニュアル

（4）保育計画終了サマリ

保育計画記録保育計画終了サマリについて図8に示します．

i 成育保育のねらい

図8①には保育計画立案時の「保育目標」「ねらい」「患者目標」を記載します．

ii 保育計画終了サマリ

図8②は中間評価を繰り返した場合に記載します．

・計画を立案した背景やアセスメント内容から，その後の経過，現在の様子などについて計画を立案していた期間の保育過程を記載します．

保育士 ●● ●●● 2016－04－15 11：45
FREE 【保育計画記録　保育計画終了サマリ】 ［成育保育のねらい］　① 〈保育目標〉　Ⅲ．心身の発達と安定 〈ねらい〉　　信頼関係を築く 〈患者目標〉　保育士との関係を築くことができる ［保育計画終了サマリ］　② 初めての入院であり，きょうだいがいることから家族の面会も短時間となっていた．慣れない病棟スタッフと接するなかで，家族と離れて入院生活を送っており，1人で過ごしている時はベッド上で啼泣していることが多かった． そのため，保育士との関係を構築し，安心できる存在となるよう，抱っこや応答的なかかわりを継続的に行い，心理的安定を図った． 初対面では，ベッド柵を下ろすと啼泣が強くなり，「ママー」と言いながら廊下を指さし，母の姿を求めて泣くことが続いた．そのため，毎日顔を見せ，声かけやスキンシップをとりながら抱っこし，気持ちが落ち着いてから遊ぶようにかかわった．保育支援を開始してから1週間は，抱っこされて落ち着くが，時折廊下を指さして泣き出してしまうこともあり，抱っこで過ごすことが多かった．しかし，同じかかわりを繰り返すことで，しだいに保育士が来ると両手を伸ばして抱っこを求めるようになり，抱っこされるとすぐに落ち着き，穏やかな表情で遊びに移行できるようになった． 保育士とのかかわりを開始してから2週間ほどすると，保育士が玩具を持参してベッドサイドへ来ると笑顔を見せるようになり，すぐに玩具で遊び始めることができるようになった．遊んでいる間は「ワンワン，いたね」「くるまあった」など，会話をしながらやりとりでき，遊び終了後も穏やかな表情で過ごすことができるようになった． 以上のことから患者目標は達成されたと判断し，保育計画は終了とする． 今後は患者の体調や機嫌に合わせて適宜保育支援を行う．

図8　保育計画記録保育計画終了サマリ例（電子カルテ展開画面）

❺ 保育支援の経過（院外提出する退院サマリ・転院サマリ）

当センターでは退院または転院（施設入所も含む）の際に，他施設・他機関・地域の保育士や他の職種に対し，保育士が行った保育に関する経過報告などを情報提供します（図9）．

（1）「保育支援の経過」作成の流れ

▶ 退院または転院が決定し，他施設・他機関への保育の情報提供が必要と判断した場合に，看護師長・担当看護師と相談し退院・転院日までに適宜作成します．

▶「保育支援の経過」作成後，看護師長に記載した内容を確認してもらいます．

B章　保育の実践

保育支援の経過

フリガナ 氏名		性別：	年齢：　歳　か月	生年月日	年　月　日
入院日	年　月　日	退院日	年　月　日	患者ID	
疾患名					
入院生活					

【生活状況】

■生活に関すること（入院環境・基本的生活習慣など）

■情緒の安定に関すること

■発達に関すること（運動面・認知面・言語面・社会性など）

■遊びに関すること（個別保育・集団保育・患者の興味や関心など）

■コミュニケーションに関すること（人とのかかわり・コミュニケーション手段など）

■家族に関すること（家族背景・親子関係など）

■保育支援の工夫や配慮

■その他

図9　保育支援の経過（サマリ）

I．保育記録マニュアル

保育内容
【保育計画】
■立案日：　　　年　　月　　日
■終了日：　　　年　　月　　日
■アセスメント
■保育のねらい
■保育実施内容
■評価
記載日：　　年　月　日 病棟：　　階　　　　　　記載者：保育士　　　　　　看護師長：

国立研究開発法人　国立成育医療研究センター

A 保育の基本
B 保育の実践
C 多職種連携と医療現場における保育士教育

- 印刷したものは病棟看護師長・保育士が捺印し，封筒に入れて看護師長へ提出します．

（2）退院または転院の際に「保育支援の経過（サマリ）」の記載が必要と考えられる患者

　患者が退院または転院する際，入院生活のなかで患者の様子や保育士が課題とあげていたもの，保育支援計画などについて，患者の支援が継続される施設，または医療機関へ情報提供することにより，患者がよりよい支援を受けられると考えます．そのため，当センターでは以下のような患者の場合に「保育支援の経過（サマリ）」を作成します．

- **対象患者**

　①退院する場合
- 幼稚園，保育所に入園，入所または通園，通所（復園）する患者．
- 学校に入学または通学（復学）する患者．
- 療育センターや発達支援センターなど，発達支援を受ける患者．
- 訪問看護や地域でのフォローアップなど，多職種によるケアを受け，保育士からの情報提供（発達支援や環境調整，家族関係構築など）が必要な患者．

　②転院する場合
- 医療・看護や保育において，保育士からの情報提供（保育支援の過程，患者の発達の様子，生活環境など）が必要な患者．

　③患者の生活や発達上の課題がある場合
- 成長・発達に課題のある患者．
- 発達障がいを併せ持っている患者．
- 情緒・心理面の安定が必要な患者．
- 日常生活習慣に関する課題のある患者．
- 行動特性に応じたかかわり方（工夫）が必要な患者．
- 養育環境に問題・課題のある患者．
- 家族への援助が必要な患者．
- 集団生活（保育所や幼稚園など）上で課題のある患者．
- セルフケア行動や疾患に関する情報の共有が必要な患者．

B章 保育の実践

II 症例別にみた保育支援

　保育支援を行う際には，患者・家族や他職種，診療記録などから得た情報をアセスメントし，保育目標・ねらい・患者目標（患者の目指す状態）・保育計画を設定します．
　ここでは，各症例をあげ，その内容によって，3つの時期に分け，各時期の患者・家族の様子やアセスメント，保育計画，留意点・配慮点を紹介します．

1 クローン病の治療のため入院した12歳10か月女児

概要
- 入院目的▶薬物療法と補液
- 入院期間▶6か月
- 家族構成▶父・母（共働き），本人
- 患者の様子▶中学1年生で絵を描くことや制作など細かい作業を好む
- 入院環境▶大部屋（4人床），付き添いはなし

❶ 急性期（入院〜2か月）

（1）患者（家族）の様子

　血便や下痢，嘔吐，腹痛，肛門周囲潰瘍などの症状があり，検査の結果，クローン病と診断され，治療が開始されました．診断後，医師や看護師，CLSから疾患や治療について説明されましたが，表情はかたく，黙ってうなずいているだけでした．入院生活に関しては，入院時より絶食が続き，食に対して大きなストレスを抱えており，同室の患者が食事をする様子を見て，泣いていることがあります．また，医師や看護師による排便チェックや便性状の確認，浣腸などに対して「恥ずかしい」などの発言が聞かれ，排泄に関するストレスも抱えています．家族とは笑顔で会話していますが，病棟スタッフに対しては，質問などには答えるものの，自ら声をかけたり積極的に話をしたりする姿は見られません．

（2）アセスメント

　疾患への受容ができていないまま治療が始まった可能性があるため，自分の気持ちを整理することができておらず，精神的に不安定な状態が続いています．また，思春期であり，他の友達とは異なる食事や排泄に関するストレスを多く抱えて入院生活を送っている可能性があるため，抱えているストレスを緩和することができるよう支援する必要があります．

（3）保育計画

①ねらい：III. 心身の発達と安定　心身が安定した治療生活を支援する

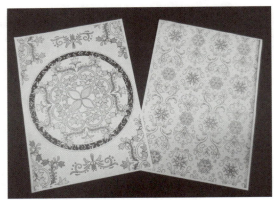

図1 塗り絵

②**保育内容**：患者と信頼関係を築き，患者が思いを表出できるような環境を設定します．患者とのかかわりのなかで患者自ら疾患や治療の話をした時には，思いを傾聴し，自分の気持ちを整理できるように働きかけます．また，様々なストレスを緩和できるよう，患者に寄り添い，病状に応じて気分転換を図ることができるよう，患者の好きな絵を描くことや塗り絵(図1)などの保育活動を設定します．

(4) 留意点・配慮点

クローン病は思春期に発病しやすく，思春期特有の心理的葛藤もあり，精神的にも不安定になりやすいため，治療や入院生活に対する支援が必要となります．治療管理を円滑に行うために，疾患自体だけではなく，心理社会的問題を含めた様々な問題に対し，患者にかかわる各職種(医師・看護師・薬剤師・管理栄養士・臨床心理士・CLS・院内学級*の教師など)による多方面からの支援や予防的アプローチができるよう検討することが大変重要となります．

> **MEMO**
> *当センターの院内学級について
> 長期間入院中の患者も院内学級に登校することで，治療を受けながら学習をすることができます．院内学級に登校して教育を受けることが難しい場合には，病棟に教師が訪問してベッドサイドで授業を行うこともあります．
> 院内学級の教師とは，授業や院内学級での患者の様子を聞いたり，保育士から入院生活中の患者の様子について伝えたりして，患者の情報を共有しています．

❷ 安定期(3〜4か月)

(1) 患者(家族)の様子

病棟スタッフと信頼関係が構築され，自分の気持ちを徐々に表出するようになりました．入院期間も長期間になることが予想され，院内学級に通学するようになり，他患者との交流も増えました．病状としては，腸管の機能が回復し食事が開始されました．しかし，脂肪や繊維の少ない制限食のため，好きなものを食べられないことや他患者と食事内容が異なることに対してストレスを抱いており，「みんなと同じものが食べたい」などの発言が聞かれます．また，栄養療法として経腸栄養剤

を飲むようになりましたが，独特な味のため飲むのに時間がかかります．そのため，スタッフとともに摂取しやすい形態を考えていますが，「おいしくないからやっぱり飲みたくない」などの発言が聞かれ，前向きに治療に取り組むことが難しい状況です．

(2)アセスメント
　食事療法や栄養療法に対して大きなストレスを抱えているため，患者自身が治療に対して意欲的に取り組むことができるよう，支援する必要があります．

(3)保育計画
①ねらい：Ⅲ．心身の発達と安定　心身が安定した治療生活を支援する
②保育内容：治療に対して前向きな気持ちを持つことができるよう，食事療法や栄養療法に対して励ましや賞賛をしたり，同じ病室に入院している同年代の患者と病棟内に飾る壁面装飾の制作活動を実施したりするなどの保育活動を通して，満足感や達成感を得られるように働きかけます．そのような働きかけや保育活動を通して，自己肯定感や自己効力感を育み，治療への意欲になるよう心理面を支援していきます．

(4)留意点・配慮点
　本疾患では，退院後も継続して，経腸栄養剤の摂取や食事療法を必要とするため，患者が自己管理に対して意欲や関心を持つことが必要です．生活場面など日常的な患者の言動や様子などから，患者が疾患や治療に対して，どのような思いを抱き，どのように理解しているのかを他職種と共有し，セルフケアの成果が自信となり，生活の一部となるよう支援していきます．また，患者自身だけではなく，家族も疾患やセルフケアについて理解し，協力していくことが必要となるため，家族の関係性や様子を把握することも必要となります．

❸ 退院前（5～6か月）

(1)患者（家族）の様子
　治療により症状が緩和されたため，退院に向けて内服薬の自己管理や食事管理などのセルフケアについて看護師や管理栄養士から指導を受けるようになりました．自ら退院後の生活をイメージし，退院後の生活時間に合わせて起床や就寝時間などの生活リズムを整え始めています．学校での交友関係やセルフケア，学習の遅れなど学校生活に関する不安や疑問などを表出するようになりました．

(2)アセスメント
　入院が長期化したことにより，家庭生活や学校生活に対して不安や疑問などを抱いています．円滑に家庭生活や社会生活に移行することができるように，現在患者が抱えている不安や悩み，疑問などについて，患者自身が解決方法を考えられるように支援をしていくことが必要となります．

(3)保育計画
①ねらい：Ⅲ．心身の発達と安定　退院に向けて支援する
②保育内容：円滑に家庭生活や社会生活へ復帰できるよう，日常的な会話や保育活動のなかで不安や悩み，疑問などを表出できるようにかかわります．そのうえで，学校での食事や排泄に関する対応策や周囲への説明などについて，患者自身でどのようにしたらよいかを考えることができるよう，患者の話を傾聴し，他職種と情報共有や連携を図りながら支援します．保育活動では，写真や絵などをレイアウトするスクラップブッキング

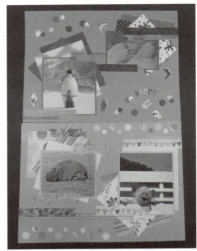

図2　スクラップブッキング

（図2）を行い，制作活動を行うなかで，患者の気持ちや不安，悩みなどを表出できるようにかかわっていきます．

（4）留意点・配慮点

退院後も継続的な疾患管理が必要となるため，他職種と連携し，患者自身がセルフケアを行い，体調を維持することの必要性を理解できる支援や習得できているセルフケア行動をフィードバックすることが必要です．また，退院後は家族・学校教諭・友人などの応援と協力を得ながら生活していくことが大切であることを伝え，必要に応じて，原籍校の担任や養護教諭へカンファレンスや保育支援の経過（サマリ）（B章I-3-⑤参照）を通して情報共有を行います．

また，退院後の生活に対する家族の不安や悩みも傾聴し，他職種と情報共有を行うとともに，家族が過保護にならず，患者の主体性を引き出すことができるように家族関係を支援していくことが必要となります．

2　アトピー性皮膚炎の治療のため入院となった1歳8か月男児

概要
- 入院目的▶症状改善
- 入院期間▶1か月半
- 家族構成▶父・母，本人
- 患者の様子▶集団生活は未経験であり，普段から母と過ごしていることが多い．車の玩具が好き．卵・牛乳アレルギーあり
- 入院環境▶個室管理，家族（母）の付き添いあり

❶ 急性期（約1〜2週間）

（1）患者（家族）の様子

　生後6か月より近隣の皮膚科に通院していましたが症状が悪化し，睡眠障害や食欲低下などもあったため，当センターへ紹介入院となりました．入院時には皮膚からメチシリン耐性黄色ブドウ球菌（以下 MRSA）が検出されたため，他患者への接触感染を防ぐ目的のため，症状が改善されるまで個室管理での治療となりました．入院後は1日3回のスキンケア（洗浄・軟膏塗布）があり，体を洗浄する際は皮膚が悪化している部位がしみるため毎回嫌がっています．また，洗浄後も軟膏の処置があるため，1回のスキンケアに1時間ほどの時間を要し，スキンケア後は疲れて寝てしまうことも多くありました．母は入院や治療に対する不安が強く，疲労のためか患者のベッドサイドで寝ている姿が見られます．

（2）アセスメント

　入院生活において，1日のなかでスキンケアに大半の時間を費やしており，大きな生活環境の変化が患者にとってストレスを増強させるものと考えられます．また，病状による睡眠障害もあり生活のリズムが乱れているため，治療（スキンケア）以外に楽しい時間があることを患者が認識し，遊びを通して気分転換を図りながら生活リズムを整えることが必要です．母も不安を抱える子どものそばから離れることができず，精神的な負担への配慮が必要です．

（3）保育計画

①ねらい：II．生活環境を整える　生活のリズムを整える
②保育内容：1日のなかで患者の好きな乗り物の玩具を取り入れた遊びの時間を設定し，気分転換を図りながらスキンケアを含めた生活リズムを整えます．また，患者の保育活動時間を母の休息時間とし，母子ともに心身が安定し，ストレスが緩和できるよう支援します．

（4）留意点・配慮点

　病棟スタッフと連携を図り，スキンケアの前後に遊ぶ時間を設定し習慣化することで生活リズムが整えられるようにします．また，この時期は痒みの症状が強いこともあるため，保育活動中は遊ぶことで痒みに対しての意識が緩和されるように配慮します．しかし，身体を掻いてしまうことが続く場合や痒みの訴えが強いときは，病棟スタッフに報告し対応をしてもらうことが必要です．

❷ 安定期（約3〜4週間）

（1）患者（家族）の様子

　入院生活に慣れ，瘙痒感や睡眠障害も改善し活気が見られるようになり，入院当初と比べて生活リズムも安定してきました．スキンケア時は嫌がって泣いていますが，それ以外の時間は機嫌よく過ごせる時間が増え，ベッド上で遊ぶ姿も見られます．また，接触感染対策が解除され，プレイルームでの集団保育へ参加ができるようになり，活動範囲も拡大されました．母も笑顔が見られるようになりました．

（2）アセスメント

　入院後より個室管理されており，人的・物的環境の制限もあったため，患者の成長・発達に必要な経験が少ない可能性があります．そのため，日常生活や遊びを通して年齢や成長・発達に必要な

経験をすることが必要です．

（3）保育計画
①ねらい：Ⅲ．心身の発達と安定　成長・発達を援助する
②保育内容：集団保育への参加を促し，保育士とのスキンシップ遊びや感覚遊び，ごっこ遊びを通して運動面・情緒面・認知面・言語面・社会性などの発達を促し，他患者とのかかわりを通して様々な刺激を得られるよう支援します．

（4）留意点・配慮点
　活気が見られるようになると徐々に遊びへの意欲も高まり，動きも活発になります．スキンケア後に遊ぶ際は，皮膚に塗布された軟膏がフローリングなどにつくと滑りやすくなるため，患者自身やまわりで遊んでいる他患者に転倒や衝突などの事故が起きないよう配慮することが必要です．

❸ 退院前（約5～6週間）

（1）患者（家族）の様子
　症状が改善し，スキンケアも泣かずに行えるようになりました．集団保育へ参加する際は，母がそばを離れても笑顔で手を振って見送るようになり，遊んでいる間は様々な玩具や他患者に興味を示すようになりました．今後は，退院に向けて家庭環境を整え，外泊を経て退院予定となります．母も子どもと離れられるようになったことに対して「今はしっかり休憩もとれるようになったので，私の体調もとてもよいです」と笑顔で話しています．しかし，医師が退院の話をした後より，会話のなかで退院後の生活に関する不安を訴えることがあります．

（2）アセスメント
　退院後の生活を視野に入れながら，成長・発達に必要な生活経験が不足しないよう配慮します．また，子どもの日常生活にできるだけ近い保育環境のなかで様々な事象や事物に触れ，生活経験が豊かなものとなるように支援することが必要になります．

（3）保育計画
①ねらい：Ⅲ．心身の発達と安定　保育環境を整える
②保育内容：患者が自発的に活動し，様々な経験を積んでいくことができるよう，他患者と遊びを共有できるような保育環境を設定します．また，玩具や壁面制作や季節に応じた制作遊びなどを通して，指先を使った遊びを取り入れ，成長・発達を促すことができるような保育活動を設定します．

（4）留意点・配慮点
　退院の見通しが持てるようになると，症状の再発やスキンケアの手技，家庭での生活など，主に患者の養育を行う母の不安も強くなることがあります．その都度，母の不安な言動に対して傾聴し，医師や看護師などの他職種と情報共有しながら，退院に向けての不安や悩みが緩和されるよう支援することが必要です．

II. 症例別にみた保育支援

気管支喘息で緊急入院となった3歳6か月男児

概要	
入 院 目 的 ▶	薬物療法と補液
入 院 期 間 ▶	約2週間
家 族 構 成 ▶	父・母，本人，妹（6か月）
患者の様子 ▶	2歳より気管支喘息の診断あり．幼稚園（年少）通園中で，ミニカーや電車が好き
入 院 環 境 ▶	大部屋（4人床），家族の付き添いなし

❶ 急性期（入院2日目）

（1）患者（家族）の様子

　以前より気管支喘息との診断を受けており，病院に通院していました．今回は気管支喘息大発作により，治療（酸素吸入や薬剤投与など）が必要となったため，緊急入院となりました．母はきょうだいの養育もあるため，自宅近くの祖父母宅へきょうだいを預け，午後から消灯まで面会にきています．

　患者は，突然の入院となり，消灯後から翌日の午後まで付き添いがないため，夜間帯は啼泣が激しくベッド上での安静が保たれない状態です．入院後からほとんど睡眠がとれていないと夜勤の看護師より申し送りがありました．保育士が朝の挨拶へ行くと険しい表情で同室の他患者の様子を見ており，そばに来た保育士を見ると「何？何をするの？」「これ（酸素マスク）とりたい」「ママ，ごめんなさい．お家に帰りたいよー！」と泣きながら訴えています．

（2）アセスメント

　家族と離れて入院生活を送らなければならず，病状によりベッド上安静のため，環境の変化や活動制限に対する様々な不安を抱えていると予想されます．患者の病状に応じて保育支援のタイミングや安静度に合わせた保育活動内容を検討し，心理的安定を図れるように支援する必要があります．

（3）保育計画

①ねらい：Ⅲ．心身の発達と安定　信頼関係を築く

②保育内容：保育士の顔や名前，役割を覚えてもらえるよう，継続的なかかわりや日常的な会話を通して，日々のコミュニケーションを図ります．また，保育士と個別でかかわる環境を設定し，患者の好きな電車や車などの玩具や絵本で遊び，安心して入院生活を送ることができるよう支援します．

（4）留意点・配慮点

　患者の年齢や発達段階により，治療や医療機器の必要性などについて，理解することが難しいことがあります．患者とのかかわりのなかで得た情報を他職種と共有し，正しい理解ができるよう支援することが必要です．また，きょうだいの養育もあり，特に母の精神的・身体的負担も多くなるため，他職種とコミュニケーションを図り，必要な支援を考えていきます．

79

❷ 安定期（1週間目〜）

（1）患者（家族）の様子
　治療により発作が徐々に軽減し，状態も安定してきました．保育士や病棟スタッフとも笑顔で会話するようになり，入院生活にも慣れてきました．安静度が緩和され，ベッド上からプレイルームでの集団保育へ参加も可能となりましたが，活動量が増えると同時に喘息発作が再燃する可能性があるため，注意が必要です．

（2）アセスメント
　入院生活のなかでは，病状や治療による活動などを受け入れなくてはならず，様々なことに対して受動的になりやすくなります．そのため，ごっこ遊びや構成遊びなどを通して，他患者とのかかわりを持ち，自分の力でやりとげる経験を重ねながら自分らしさを発揮できるようにする必要があります．また，患者の状態に合わせて静かに過ごせるような保育活動を考えることも必要です．

（3）保育計画
①ねらい：Ⅲ．心身の発達と安定　心身が安定した治療生活を支援する
②保育内容：内服や治療，処置などの合間に遊びや気分転換活動ができるよう，患者の好きな電車やミニカーなどで遊ぶことができる時間を設定します．患者にとって楽しい時間を設けることで，不安やストレスが緩和できるよう働きかけます．

（4）留意点・配慮点
　治療や薬剤の影響などによる生活環境や活動の制限を考慮しながら，患者の体調や意欲に応じた保育内容を設定することが必要です．また，他患者とのかかわりが希薄になりやすいため，遊びのなかで環境設定を工夫します．日中に家族の面会がない時には看護師と情報を共有し，日中の患者の様子などを伝えてもらうことで，家族が安心して患者の入院生活を支えることができるようにする必要があります．

❸ 回復期

（1）患者（家族）の様子
　病状も落ち着き，日中は保育士や他患者とプレイルームでの集団保育に参加しています．医師から退院の話もあり「もうすぐお家に帰ってもいいんだって！」「〇〇ちゃん（妹）何してるかな」「お家に帰ったらミニカーでたくさん遊ぶんだ」と笑顔で話し，退院することに対して期待している言葉が聞かれます．

（2）アセスメント
　病状も落ち着き，入院生活のリズムも安定しています．退院までの間，患者が心身ともに安定した状態を保つことができるようにすることが必要です．

（3）保育計画
①ねらい：Ⅳ．遊びと学習の援助　遊びの充実を保障する
②保育内容：遊びを通して入院生活が豊かなものとなるよう，模倣遊びや構成遊び・季節の制作（図3）など，年齢や発達段階に合わせた遊びが経験できるような保育活動を設定します．

Ⅱ．症例別にみた保育支援

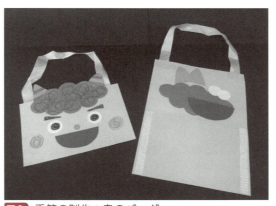

図3　季節の制作：鬼のバッグ

（4）留意点・配慮点

　家族も退院に向けて家庭での生活に関する不安や悩みなどを抱えていることもあるため，適宜思いを傾聴し，他職種と情報共有しながら適切な支援が行えるようにすることが大切です．

4　先天性心疾患（ファロー四徴症）により出生時より入院している3か月女児

概要
- 入 院 目 的 ▶ 薬物療法と補液
- 入 院 期 間 ▶ 6か月
- 家 族 構 成 ▶ 父・母，本人
- 患者の様子 ▶ 胎児診断で先天性心疾患を指摘され，出生後すぐにNICUにて治療し，その後一般病棟へ転棟
- 入 院 環 境 ▶ 大部屋(4人床，観察室)，母の面会(13：00～17：00)があるが，体調不良により面会がない日もある．父は仕事後に1時間程度夜間の面会あり

❶ 急性期（転棟後～1か月）

（1）患者（家族）の様子

　母は，病気を抱えている子どもが生まれてきたことに対して罪悪感や自責の念を抱き面会時には表情がかたく，子どもが啼泣していても抱っこもできずにじっと見ている様子がうかがえます．
　運動発達面では定頸はまだですが覚醒時は人がくると笑顔を見せて微笑むなど，あやしかけに対して社会的微笑が見られます．

（2）アセスメント

　出生直後から入院生活が続いており，常に医療機器が装着され安静が必要な状態のため，愛着形成が大事な時期に親子関係の基礎を築く支援が必要であることが予想されます．そのため，家族が患者と一緒に遊んだり親の役割が果たせたりできるような援助が必要です．

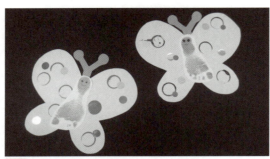
図4 足形を用いた制作

(3) 保育計画
①ねらい：V．家族への援助　子育て支援をする
②保育内容：家族に対して精神的な支援ができるよう，看護師と連携して声かけや保育活動を設定します．そのなかで家族が子どもと絵本を鑑賞することや手形・足形をとって制作をする(図4)など一緒に過ごす機会を設け，親子関係を築く機会を提供します．

(4) 留意点・配慮点
患者の日々の状態や酸素飽和度などを把握し，顔色，四肢冷感，発汗などの変化に気づいた場合は，すぐに看護師に報告することが重要となります．また家族は，自責の念を抱き，心理的な混乱を抱えています．そのため，母の精神状態に応じて，医師・看護師・臨床心理士などの他職種と連携して保育士の介入を検討し，家族支援を行う必要があります．

❷ 安定期（2〜4か月）

(1) 患者（家族）の様子
生後4か月頃になると病状が落ち着き，酸素を装着してバギーに乗り，病棟内を散歩することなどが可能になりました．そのため患者の成長・発達に必要な刺激が得られるよう，医師や看護師から家族に散歩や遊びを促してよいことを説明されます．しかし家族は，病気の経過や病状の変化に対して不安を抱え，医療機器のアラーム音に敏感になり，心臓への負荷を避けようとするあまり過度に保護的になることも考えられます．そのため，患者の体に負担がかかるような行為（啼泣につながる動き）は積極的に行おうとする姿はうかがえず，ベッド上で過ごしていることが多い状態です．

(2) アセスメント
過度に保護的にならないよう，母の育児に対する困難感などを傾聴しながら，患者の状態に応じたかかわりを通して，適度な刺激が得られるよう成長・発達を援助する必要があります．

(3) 保育計画
①ねらい：Ⅲ．心身の発達と安定　成長・発達を援助する
②保育内容：安静度や医療機器により活動範囲に制約があり人的・物的環境からの刺激が少ないため，手で様々な素材に触れる，色鮮やかなものを見る，凹凸のあるものを握る，歌遊びを通して音を聞くなどといった五感を使った遊び(図5，図6)を通して感覚刺激を

Ⅱ．症例別にみた保育支援

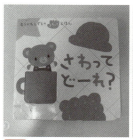
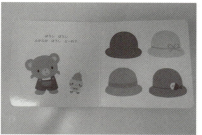

図5　五感を刺激する玩具の例①
帽子が異素材になっており触感を確かめながら読み進めていきます．
〔柏原晃夫　作，あらかわしずえ　絵　さわってどーれ　学研，2010〕

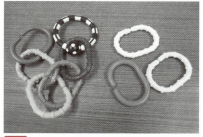

図6　五感を刺激する玩具の例②

得られるように設定します．また，母が患者と2人の時に遊んで過ごせるよう，遊びの内容を具体的に提示します．母の精神状態に応じて，行事への参加を促し，母自身が楽しめる活動ができるよう環境設定を行います．

（4）留意点・配慮点

活動量が増えると，心臓に負担がかかりやすくなるため，発汗や頻呼吸などの患者の状態を観察するポイントを看護師と確認することが大切になります．

他職種と情報共有しながら，病状と発達段階を的確に判断し，成長・発達に必要な支援内容を検討します．

❸　退院へ向けて（5～6か月）

（1）患者（家族）の様子

病状が落ち着き，根治手術まで家庭で過ごせるよう退院後の薬物療法や食事療法を含めた日常生活の管理について，医師・看護師から家族へ指導が始まりました．しかし，子育てが初めてであることに加え，子どもが疾患を抱えていることにより，自宅では様々な面で管理をしなければならないことが多く，保育士との会話のなかで「やることがたくさんあるし，この子から目を離せなくてトイレに行くのも大変です．それに，今より一緒に遊んであげる時間を作ってあげられなくなりそうで心配です」と不安な言動が聞かれました．また，在宅移行への準備を通して母の心労・疲労が現れ，以前と比べて面会時間も短くなってきました．

（2）アセスメント

退院に向けた準備や退院後の生活に関して，母が悩みや不安を抱えています．そのため，家庭での生活をイメージし，心身が安定した状態で子どもとかかわれるような働きかけが必要となります．

（3）保育計画

①ねらい：Ⅴ．家族への援助　子育て支援をする
②保育内容：家庭での生活や遊び，育児，成長・発達に関する家族の不安や悩みを傾聴し，他職種と情報共有しながら，保育士の視点（日常生活における遊びやしつけなど）で相談・助言を行います．

（4）留意点・配慮点

家庭での生活に向けて，病状・状態に合わせた遊びや患者へのかかわり方などを家族と共有し，

■ B章　保育の実践

家族が安心して子どもを育てることができるよう援助することが大切です．また，心内修復術までの不安などを傾聴し，他職種と情報共有しながら，家庭での過ごし方を家族がイメージできるようにかかわります．特に，先天性心疾患の患者の場合は，生後より活動・体動制限があることや体重増加不良など様々な理由により成長・発達が遅延・停滞していることもあるため，入院中は家族とコミュニケーションを図りながら，家族の不安や悩みを傾聴し，他職種と連携して支援していきます．また，必要に応じて訪問看護師などの地域の社会資源が介入する場合もあります．

5　心房中隔欠損症の心内修復術を受ける7歳2か月女児

> **概要**
> 入　院　目　的▶心房中隔欠損閉鎖術
> 入　院　期　間▶10日
> 家　族　構　成▶父・母，兄（11歳），本人
> 患　者　の　様　子▶活発で明るい，しっかり者とよく言われ，友達と遊ぶことが好きである
> 入　院　環　境▶大部屋（4人床），入院中は母の面会（9：00～15：00）がある

❶ 手術前（入院1日目）

（1）患者（家族）の様子

　学校の心臓検診で指摘され，検査の結果，手術が必要になり夏休みに入院しました．以前，検査入院（心臓カテーテル検査）をしたことがあるため，病棟スタッフや保育士と一緒に遊んだことを覚えており，入院時は他患者と遊び，表情は明るく，患者・家族ともに落ち着いていました．しかし，処置や検査になると強い口調で「まだ待って．言いたいことがある！」と話し，拒否が見られました．母より「一応手術のことは話しているのですが，まだよくわかっていないのかな．私もどんなふうに説明したらよいのかわからなくて，ざっくりとした説明しかしていません」という話がありました．

（2）アセスメント

　治療，手術，処置などに対する不安や恐怖心，緊張などの葛藤を抱え情緒が不安定になっていることが予想されます．そのため，患者の好きなことを通して落ち着いた状態を維持できるようなかかわりが必要となります．また，学童期であるため，手術や処置の必要性について理解し，前向きな気持ちを持てるよう他職種と連携し援助することが必要です．

（3）保育計画

①ねらい：Ⅲ．心身の発達と安定　心身が安定した治療生活を支援する
②保育内容：友達と一緒に遊ぶことが好きであるため，治療や処置などの合間に，他患者とやりとりでき，勝ち負けのあるボードゲーム（図7）やカードゲーム（図8）などを設定し，患者の不安やストレスが緩和され，気分転換が図れるように働きかけます．

（4）留意点・配慮点

　学童期の患者であるため，手術や治療に関することを患者が理解しているか，本人や家族との会

II. 症例別にみた保育支援

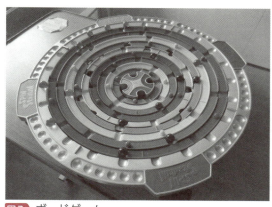

図7 ボードゲーム

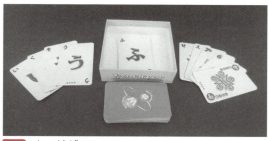

図8 カードゲーム

図9 季節の制作：ひまわり

話のなかから情報収集し，患者が手術や治療について理解できるよう他職種と連携することが大切になります．そのため，看護師やCLSと患者の日常の様子や性格の特徴を情報共有し，患者に合う説明を行うことが必要となります．また，疾患の特徴上，疲れやすい可能性もあるため活動時間や内容を考慮する必要があります．

❷ 手術後（2～5日目）

（1）患者（家族）の様子

手術後，集中治療室で1日過ごし，一般病棟に転棟しました．点滴や心電図モニター，パルスオキシメーター（A章Ⅳ-2参照）を装着し，心嚢ドレーン※が留置されています．ドレーン留置中はベッド上安静（1～2日間程度）で過ごさなければなりません．患者は，手術後の痛みや様々な医療機器を身につけていることなど，普段と異なる状況に対して「足のやつ（パルスオキシメーター）とって！これ嫌だ！」「これ（心嚢ドレーン）あったら座れないから遊べない！みんなとも遊べないじゃん．だから早くとってー」と苛立つ様子が見られます．

（2）アセスメント

手術後の苦痛やドレーン留置中に伴う不快感や行動制限により，ストレスを抱えていることが予想されます．そのため，安静度に応じた範囲内で患者がストレスを発散できる方法を見つけ，心身の安定を保てるようにかかわることが必要となります．

（3）保育計画

①ねらい：Ⅱ．生活環境を整える　身近な環境を整える

②保育内容：患者はドレーン留置中に伴い座位の姿勢をとることに抵抗感があるため，ベッドをギャッチアップさせて安楽な姿勢を保って遊ぶことができることを伝えます．またベッド上ではありますが，同室内の他患者と同じ制作活動（図9）やベッド上でもやり

とりとして遊べるビンゴゲームなどを行い，一緒に遊んでいる雰囲気を味わうことを通して，気分転換が図れるよう保育活動を設定します．

（4）留意点・配慮点
手術や検査，処置に関する患者・家族の思いや疑問，理解度など，保育活動のなかでも患者の気持ちや言葉が聞かれた場合は，他職種と情報共有しながら精神面のサポートをすることが必要となります．

また，安静度により活動範囲に制約があっても，その範囲内では遊べることを患者に伝え，個別保育や病室内の集団保育を設定して環境を整えます．

3 退院へ向けて（6日目〜退院まで）

（1）患者（家族）の様子
心嚢ドレーンが抜去されると，退院に向けて積極的な離床を促されます．しかし，患者は自身の体の傷口を見ると「まだ痛いよ．これ本当に治るの？」と心配や不安の表出や傷口に違和感があることにより「まだ痛いよー！歩けない」「車椅子で行く」と話し，移動の際も車椅子を使用しており，日常生活動作（ADL：activities of daily living）の拡大が進まない状況です．

（2）アセスメント
手術後（傷口）の痛みへの不安や恐怖心により，生活や活動することへの意欲が低下しているため，病状の回復に合わせてADLの拡大や意欲の向上につながるかかわりが必要となります．

（3）保育計画
①ねらい：Ⅱ．生活環境を整える　身近な環境を整える
②保育内容：他患者と交流することを好んでいるため，プレイルームで他患者と一緒に行う気分転換活動の場に誘い，患者自身が自発的に行動できるよう働きかけます．また，プレイルームには，患者が作成した作品で壁面を装飾しておき，それを一緒に見に行くように誘い，他者から作品を褒められることを通して意欲的になれるようなかかわりも行います．

（4）留意点・配慮点
手術後のため，体調に関する訴えや様子に異変がないか配慮し，必要に応じて看護師に報告します．また，プレイルームまでの行き来を他患者と一緒に歩いていくなど意欲的になれるような工夫も必要です．

用語説明 ※心嚢ドレーン[1]
- 心嚢とは心臓を包んでいる「ふくろ」の前のことであり，手術後は出血が「ふくろ」のなかに溜まるため，溜まったものを出すために留置される管です．

6 ネフローゼ症候群の治療のため入院となった2歳9か月男児

概要
- 入 院 目 的 ▶ 薬物療法と補液
- 入 院 期 間 ▶ 6か月
- 家 族 構 成 ▶ 父・母（共働き），本人
- 患者の様子 ▶ 保育所に通所しはじめ，集団生活に慣れてきた時期
- 入 院 環 境 ▶ 大部屋（4人床），平日は基本祖母の面会（水曜のみ母）

❶ 急性期（入院初日～1か月）

（1）患者（家族）の様子
　他院より治療目的のため転院となりました．入院時は，浮腫，倦怠感があり，ベッド上で座ったり横になったりして過ごしていることが多いですが，プレイルームでままごとや電車遊びなどの好きな遊びをしている間は，夢中になり笑顔も見られます．医師から治療期間が4週間以上になると説明がありました．入院期間中に母が仕事に復帰する予定でしたが，患者が病気になったことに対し母から「私の食事管理が悪かったのかな」といった発言が聞かれました．さらに母がそばを離れると啼泣する患者の姿を見て「仕事は辞めたほうがよいでしょうか」と話がありました．

（2）アセスメント
　今後母が仕事に復帰予定のため日中の面会がなく1人で過ごす時間が増えることが予想されます．それに伴い，家族との分離による寂しさや初めて行う治療・処置などに対する苦痛や不安により，心理的不安定になることが考えられます．初期の心理的安定を図るために保育士との間に信頼関係を早期に構築させ，安心できる存在となるようなかかわりが必要となります．

（3）保育計画
①ねらい：Ⅲ．心身の発達と安定　信頼関係を築く
②保育内容：早期に信頼関係が構築できるよう，保育所と同じような雰囲気のなかで他患者とブロックで協同して遊んだり（ドミノや高く積み上げていく遊び）（図10），同じ電車遊びができる集団保育への参加を促したりして，患者の興味や関心に基づいた遊びを設定します．

（4）留意点・配慮点
　症状が重症化している患者の場合は，活動制限があるため，安静度に応じた範囲を医師・看護師と確認し，患者の状態に応じた遊びを提供できるよう配慮します．また，投与される薬剤によっては免疫機能が低下するため，病棟スタッフと連携を図り，感染予防行動（手洗い，うがい，歯磨き，マスク着用など）を促す必要があります．さらに，病状により塩分制限が必要となる患者もいるため，その場合は他患者と違う食事をとっていることへ配慮したかかわりが必要です．

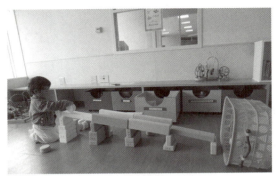
図10 集団で行うブロック遊び

❷ 回復期（2〜4か月）

（1）患者（家族）の様子
　母が仕事復帰し，平日の面会は水曜日のみとなり，その日以外は両親の祖母が交代で面会することになりました．その頃より，内服治療で効果が見られず，輸液療法の治療が開始となりました．そのため，輸液療法を行う3日間は，ベッド上で過ごすようになります．しかし，入院初期には行えていた検温や血圧といったバイタルサインの測定を拒否するようになりました．また，使用している薬剤の副作用のためか，空腹感が常にあることによる苛立ちや気分のムラが現れます．そのため，病棟スタッフが訪問すると「いやー！ばいばーい！あっちいって！」と玩具を投げて怒鳴ったり，家族に対しても否定的な発言をする態度が見られたりするようになりました．特に，祖母の面会時は母に会えない寂しさから不機嫌な状態のまま1日を過ごすことが多くなりました．

（2）アセスメント
　輸液療法によりベッド上で過ごさなければならないといった活動範囲を制約されるストレスや母に会えない寂しさなどにより，心理的不安定な状態が続いています．そのため，安静度に応じた範囲で可能な限りのストレスの発散ができるよう家族，医師・看護師とともに考え，患者の状態に応じた保育内容を設定し，情緒が安定した入院生活が送れるようなかかわりが必要となります．

（3）保育計画
①ねらい：Ⅲ．心身の発達と安定　心身が安定した治療生活を支援する
②保育内容：祖母の面会日に輸液療法がある場合は，その時間に個別保育を設定し祖母へ休息を促します．また，空腹感が強い時にはままごとなどの食べ物に関する遊び（図11）を好むため，ベッド上でも患者が主体的にままごと遊びできることを通してストレスが緩和されるように設定します．

（4）留意点・配慮点
　回復期では，投与される薬剤の効能により尿量が急激に増加するため，遊びの最中はなるべく発汗しないよう配慮し脱水を防ぐ必要があります．また家族は，入院期間が長期化していることや，仕事後に面会に来るといった負担から心労・疲労やストレスに配慮してコミュニケーションを図り，看護師と情報共有することが大切になります．

Ⅱ．症例別にみた保育支援

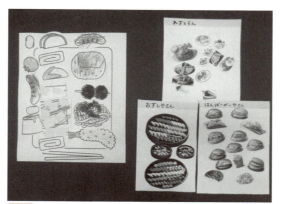

図11　食べ物にかかわる遊び

❸ 退院へ向けて（5〜6か月）

（1）患者（家族）の様子
　退院に向けて，内服を確実に行えるよう看護師より指導が始まりました．状態も安定し，日中はプレイルームで過ごす時間が長くなり活動量が増えています．母の面会がない日でも機嫌よく，穏やかな表情で，病棟内の同年齢の他患者と一緒に遊んで過ごすことができるようになりました．母と患者の成長・発達について話をするなかで，「看護師さんや私に対して甘えることが多くなって，自立ができていないなと思って．だから，保育所に戻っても同年齢の子どもよりもできないことが多いのかな」と不安に思っていることについて話がありました．また，治療上免疫力が低下しており，感染面に配慮しなければならないため，患者が進んで手洗いの習慣を身につけられるようにしたいと相談がありました．

（2）アセスメント
　退院後の社会生活に円滑に移行できるよう，保育所での生活を想定して，年齢や発達段階にあった自立や社会性が身につくように援助する必要があります．また，免疫力の低下により感染症にかかりやすい状態にあるため，患者自身が感染予防行動を身につけられるように働きかけることが必要となります．

（3）保育計画
①ねらい：Ⅲ．心身の発達と安定　退院に向けて支援する
②保育内容：退院へ向けて感染予防行動が身につくよう，保育活動時はマスクの着用と活動前後の手洗いの声かけ，誘導を行います．また社会面については集団保育のなかで，他患者と玩具を共有して遊び，貸し借りや順番を守るなどの集団生活におけるルールやマナーを身につけられるように援助します．

（4）留意点・配慮点
　入院が長期にわたっている場合には，成長・発達に必要な経験ができるよう，他職種と情報を共有し連携を図りながら，患者の発達段階や生活環境に合わせた支援を行うことが必要になります．また，退院後はすぐに集団生活の場に復帰できない場合や感染症流行時期には通園できない場合も

あるため，家庭での生活に向けて病状・状態に合わせた遊びや患者のかかわり方などを家族と共有し，家族が安心して子育てできるよう援助することが大切になります．

> **column**
> ## 腎不全について
>
> 　ネフローゼ症候群が重症化し，腎不全に至る場合もあります．その場合は，腹膜透析や血液透析の治療が必要となり，将来的には腎移植を視野に入れていきます．
> 　腎移植手術を行う時期までは定期的に入退院を繰り返すため，保育士は患者・家族との信頼関係を構築し，患者の成長・発達や家族の心境を把握しながら，移植時期には適切な介入ができるようにしておくことが必要になります．
> 　また，腹膜透析を導入する場合は，腹部にテンコフカテーテル挿入術が必要となり，退院時には腹膜透析の機械を持ち帰り，在宅で透析管理をします．一方で，血液透析を行う患者は，週3回，病院内（外来）の透析室という場所で朝から夕方までベッド上安静で過ごさなければならず，透析期間が長くなるとストレスが溜まってきます．そのため，透析中も安静度に応じた範囲で遊ぶことができ，できるだけストレスが緩和できるよう外来の看護師と連携を図り，透析室にて保育活動を実施する事例もあります．
> 　保育活動の内容は，シール遊びや貼り絵，パズルなどのベッド上でもできるものや遊べる紙おもちゃ（コラム図1）を保育士と作成し，保育活動後も透析終了時間まで母と遊んで過ごせるようなかかわりをします．
>
>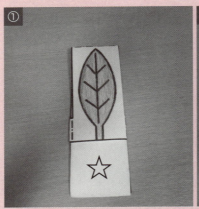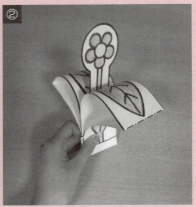
>
> **コラム図1** 遊べる紙おもちゃ
> ①色ぬりして組み立てます（「☆」を押し上げるとお花が咲きます），②お花が咲いた！

急性リンパ性白血病と診断された6歳3か月女児

概要
- 入院目的▶薬物療法と補液
- 入院期間▶6か月以上
- 家族構成▶父・母(共働き),兄(9歳),本人
- 患者の様子▶保育所通所中(年長).普段から活発,友達とままごとで遊ぶことが好き
- 入院環境▶大部屋(4人床),家族の付き添いなし

❶ 急性期(1〜2か月目頃)

(1) 患者(家族)の様子

　体調不良で近隣の病院へ受診後,白血病を疑われ紹介入院となり,検査結果後,急性リンパ性白血病と診断されました.医師から疾患や病状,治療内容,長期間の入院生活になることなどについて説明を受け,治療のために中心静脈カテーテル(A章Ⅳ 図4 参照)を挿入することも話がありました.

　手術前にCLSから中心静脈カテーテルの必要性や手術について説明されると「怖い」と母へ訴えており,子どもの様子を見た母も「もっと早く病気に気づいてあげればよかった…」と話し,涙ぐむ姿がありました.

　中心静脈カテーテルの挿入後より治療が始まりました.患者は白血球数が減少し免疫力が低下していたため,クリーンウォール管理(A章Ⅳ-4 図15 参照)となり,生活環境の制限(ベッド上のみとなる)や他患者との接触が制限されました.病気のために治療をすること,しばらく入院生活となることは理解していましたが,保育所に通えなくなることや友達と離れること,きょうだいに会えないこと,抗がん剤の影響で髪の毛が抜けることなどに対して「いつ家に帰れるの?」「髪の毛が抜けるのは嫌だ」と母や病棟スタッフへ不安を表出することも多くなりました.

　患者が入院したことをきっかけに家族の生活も変わりました.兄は小学校が終わると自宅近くの祖父母宅へ預けられており,父は毎日仕事が終わったあとに面会しています.母は入院直後より一時的に仕事を休職していますが,今後は仕事へ復帰しなければならず,患者の入院生活と母自身の仕事,きょうだいのことなどについて心配しており,疲労感が強い状態です.

(2) アセスメント

　入院後は,家族や友達と離れて生活しなければならず,治療に伴う検査や処置を受けることもあり,精神的・身体的苦痛も大きくなります.また,病状によりベッド上での生活となるため,環境の変化や活動制限に対する様々な不安を抱えていると予想されます.今後も入院生活の長期化が予想されるため,患者が安心できる環境のなかで入院生活を送ることができる必要があります.

(3) 保育計画

① ねらい:Ⅰ. 生活の保障　入院生活への適応を援助する
② 保育内容:患者が落ち着くことのできる環境を設定し,患者の好きなままごと遊びを取り入れます.保育所と同じような環境となるよう工夫し,他患者とお店屋さんごっこで役割を

演じながら気分転換できるようにかかわります．また，遊びを通して気持ちを整理したり，感情を表出したりすることができるようにかかわります．

（4）留意点・配慮点
　患者の病状や心身の状態，家族の状況を把握し，医師や看護師，CLS，リハビリスタッフと連携を図りながら，保育内容や支援方法を検討することが重要となります．また，入院生活や遊びのなかでの患者の思いや言葉，疑問，理解などを他職種と情報共有しながら患者・家族の支援を行うことが大切です．

❷ 安定期（3～5か月目頃）

（1）患者（家族）の様子
　入院生活に慣れ，患者自ら保育士や看護師に声をかけることが増えました．医師から許可があり，プレイルームでの集団保育に参加できるようになり，他患者と大好きなままごと遊びや制作などもでき，笑顔も増えました．治療の影響により髪の毛が抜けてきましたが，事前にCLSから説明されており，「また新しい髪の毛が生えてくるんだって」と教えてくれるようになりました．しかし，病室から出る時には，「みんなに見られると嫌だから」と母が用意してくれた帽子をかぶっています．抗がん剤投与の日はベッド上安静となるため，他患者と遊ぶことができない寂しさから泣き出すこともありますが，ベッド上でできる遊びを保育士と考えて実施することで落ち着いて過ごすことができるようになりました．
　母は仕事に復帰したため，日中の面会はありませんが，同じように日中面会のない年少児の患者を気にかけ，面倒をみるようになりました．

（2）アセスメント
　病状や治療，活動制限などに対するストレスを感じ，周囲に対する興味や関心，活動に対する意欲が低下することがあります．そのため，遊びのなかでの体験や経験を通し達成感や充実感を味わうことができるように支援する必要があります．

（3）保育計画
①ねらい：Ⅳ．遊びと学習の援助　遊びの充実を保障する
②保育内容：病棟の壁面装飾や季節に応じた制作（図12）などの活動を通して他者から褒められたり，低年齢児の患者へのかかわりのなかで頼られたりすることで，達成感や充実感，満足感などを味わうことができるような活動内容を設定します．患者自らが進んで体験したことやできたことを認め，自信につながるようかかわります．

（4）留意点・配慮点
　治療や薬剤の影響などによる生活環境や活動の制限を考慮しながら，患者の体調や意欲に応じた保育内容を設定することが必要です．また，他患者とのかかわりが希薄になりやすいため，遊びのなかで他者とかかわれるように環境設定を工夫することも大切です．日中は家族の面会がないため，看護師と情報を共有し，日中の患者の様子などを面会時に伝えてもらうことで，家族が安心して患者の入院生活を支えることができるようにする必要があります．

Ⅱ．症例別にみた保育支援

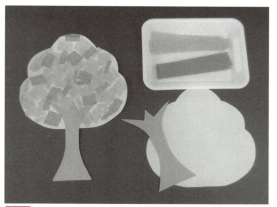

図12　季節の制作：桜

3　退院前（6か月以降）

（1）患者（家族）の様子

　治療も数週間で終了予定となり，日中は保育士や他患者とプレイルームでの集団保育に参加し，昼食時は食堂で食事をするなど，入院前（保育所）での生活に近い環境のなかで過ごしています．感染予防の習慣も身につき，自ら進んでマスク着用や手洗いができるようになりました．医師から退院の話もされ「もうすぐ退院してもいいって先生が言っていたよ！」「早く保育園に行きたいなぁ」と退院に向けて期待の言葉も聞かれるようになりました．しかし，入院期間が長く，他者（病棟スタッフや他患者など）とかかわる際に受動的になりやすいことがあります．自分の気持ちをうまく伝えられない時には，保育士の顔を見て援助を求めたり，自分でできることも「やって」とお願いしたりすることもあります．

（2）アセスメント

　退院後，保育所への復園が予想されるため，患者の年齢や発達段階に応じて，基本的生活習慣の習得や他者とのかかわり方など，退院後の生活へ向けて円滑に移行できるように支援する必要があります．

（3）保育計画

①ねらい：Ⅲ．心身の発達と安定　退院に向けて支援する
②保育内容：日中の1日の予定（遊び，食事，入浴，歯磨きなど）を患者と一緒に確認し，患者自ら進んで行動できるようかかわります．ままごと遊びやブロック遊び，制作活動などの遊びを通して自ら考え行動し，他患者と自主的にやりとりできるような環境を設定します．また，患者の年齢や発達段階に合わせて日常生活のなかでも自立（手洗い，うがい，身支度，身のまわりの整理整頓など）ができるよう働きかけます．

（4）留意点・配慮点

　家族や他職種と情報を共有し，連携を図りながら患者の発達段階や退院後の生活環境に合わせた支援を行うことが必要です．また，家族も退院に向けての準備や家庭での生活に関する不安や悩みなどを抱えていることもあるため，適宜思いを傾聴し，他職種と情報共有しながら適切な支援が行えるようにすることが大切です．

column

造血幹細胞移植を受ける患者への保育支援について

　疾患や患者の状態により，造血幹細胞移植（骨髄，末梢血幹細胞，臍帯血など）を行う場合があります．治療中はクリーンルーム（無菌室；A章Ⅳ図16参照）という病室に移動するため，普段と異なる環境に戸惑う患者も少なくありません．そのため，患者の年齢や発達段階，理解度に合わせて医師や看護師，CLSから治療内容や病室の説明を受け，できるだけ不安を軽減できるようにしています．保育士は，患者の状態を医師や看護師と共有しながら，その日の体調や機嫌に合わせて支援を行います．

　当センターでは，クリーンルームで保育活動を行う際，ままごと道具や電車，ミニカーなど，病棟で使用している共有玩具や紙類（折り紙，色画用紙）などは，患者の病状が安定し，医師の許可があるまで持ち込むことができません．例外として高熱処理（耐熱温度200℃）できるシリコン製のままごと道具（コラム図2）やシリコン製ブロック（コラム図3），しっかりと乾燥できる玩具（凹凸の少ないもの，細かくないものなど）は持ち込むことができますが，ほとんどの場合，患者の私物玩具を用いる保育内容を考えて実践しています．

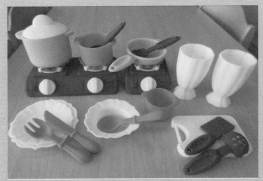

コラム図2 シリコン製ままごと道具

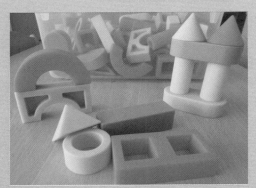

コラム図3 シリコン製ブロック

column

終末期医療を受ける患者への保育支援について

　患者によっては，根治的治療をせずに患者のQOLを考慮した緩和的治療に変更する場合もあります．病院で終末期医療を迎える患者・家族にとって必要な支援は何か，どのような支援が必要かなど，患者・家族の意向を傾聴しながら他職種と情報共有して保育支援の内容を検討することが必要です．

　きょうだいの面会がある場合は，患者の好きな遊びを共有したり，コミュニケーションを図ったりしながら，きょうだいが患者とかかわれるような環境を医師・看護師・CLS・臨床心理士など，他職種と連携して設定します．また，患者の好きな制作や季節の装飾作り，手形などを家族で行い，作品を病室に飾ることで，思い出作りとして家族が一緒に過ごす時間を共有できるように支援します．

　保育支援を行う際には，事前に受け持ち看護師と患者の体調や配慮事項などを確認し，患者の心身ともに負担のない保育内容を提供できるよう，患者・家族と相談しながら決定します．

8 細気管支炎（RSウイルス肺炎）のため緊急入院となった2歳3か月男児

概要
- 入 院 目 的 ▶ 薬物療法と補液
- 入 院 期 間 ▶ 1週間以内
- 家 族 構 成 ▶ 父・母（共働き），姉（6歳），本人
- 患者の様子 ▶ 保育所通所中で人懐っこい．活発で外遊びが好きであり，自宅ではミニカーで遊ぶことを好んでいる
- 入 院 環 境 ▶ 個室管理中．母は17：00〜20：00まで面会あり

❶ 急性期（入院初日〜2日目）

(1) 患者（家族）の様子

　咳，鼻汁などの上気道症状，発熱があり，強い呼吸困難が見られたため，夜間の救急外来を受診し緊急入院となりました．倦怠感があり輸液ルート，酸素経鼻カニューレ，パルスオキシメーターなどの医療機器が装着されました．また，感染拡大防止のため，個室管理となりました．両親共働きのため日中は1人で過ごしており，病棟スタッフや保育士が訪問すると恐怖心が強く啼泣している状態が続いています．

(2) アセスメント

　家族との分離や環境の変化や身体症状からの不安や寂しさを抱いているため，安心できる環境のなかで不安や寂しさを緩和する必要があります．

(3) 保育計画

① ねらい：I．生活の保障　入院生活への適応を援助する
② 保育内容：個室管理や慣れない環境による不安や寂しさを緩和・軽減できるよう，声かけや抱っこ，保育士の膝の上に座りスキンシップを図りながら歌遊びや手遊びなどを行い（**図13**），安心した雰囲気のなかで過ごせるようにかかわります．

(4) 留意点・配慮点

　啼泣が続くと呼吸状態が悪化しやすいため，安静を保てるような配慮が必要です．保育活動を行う場合は他患者への感染拡大を防ぐため，集団保育の後や1日の終わりに個室に入るように考慮する必要があります．また，家族の面会頻度が少ないため，家族面会時は患者の様子について伝え，家族が安心できるよう働きかけます．

❷ 安定期（3〜4日目）

(1) 患者（家族）の様子

　症状が落ち着き活気も見られるようになりました．病棟スタッフや保育士の訪問時には笑顔を見せ，私物のミニカーを見せてくれます．輸液療法は継続しておりますが，活発な性格から点滴台や輸液ポンプに興味を示し，輸液ルートを引っ張ったり，点滴の刺入部を触ろうとするなどの行動が見られました．また，片手に点滴が挿入されていることにより，両手を自由に使って遊ぶことがで

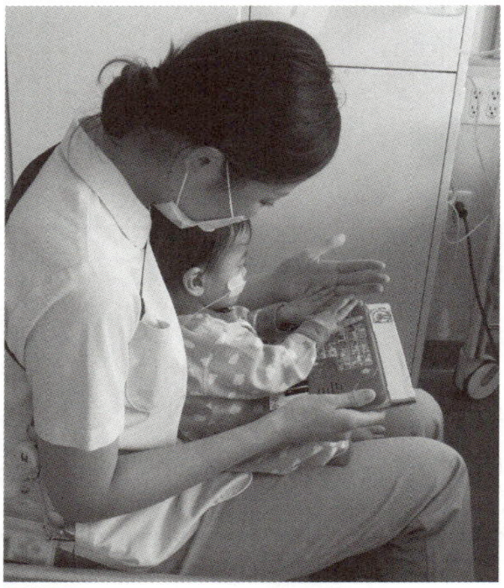

図13 スキンシップ遊びの様子

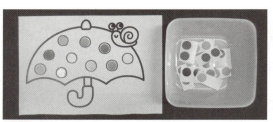
図14 片手でできるシール遊び

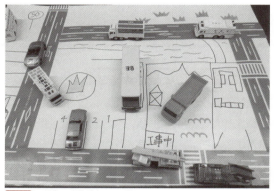
図15 手作り道路マップ

きないストレスや家族の面会がないことによる寂しさから，病棟スタッフや保育士が不在時は啼泣し続ける状況が続いています．

(2) アセスメント

活動制限があることに対するストレスや日中1人で過ごす不安や寂しさなどを抱いていることが予想されます．そのため，肘関節固定具をはずして過ごせる時間を確保し，安心できる人や心休まる環境のもとで，入院生活を送ることができるような環境をつくる必要があります．

(3) 保育計画

①ねらい：Ⅱ．生活環境を整える　心休まる環境をつくる

②保育内容：個室管理にて1人で過ごす不安や寂しさの軽減や気分転換を図ることができるよう，遊ぶ時間を保障することが必要になります．また保育活動の時には，点滴の刺入部が気にならないよう，片手でできるシール遊び（図14）を設定し，またそのなかで患者が好きな色や形を選んで貼って遊ぶなど能動的な遊びができる時間を設けます．

(4) 留意点・配慮点

肘関節固定具をはずして遊ぶ場合は，保育活動後に看護師に肘関節固定具を装着した旨を報告し，正しく装着されているかを確認してもらうことが必要となります．また，体調の変化や活動量，安静を保たなければならない範囲を医師・看護師と確認して保育内容を検討していきます．

❸ 回復期（5日目〜退院まで）

（1）患者（家族）の様子
　病状が回復し医師より家族に退院の話がありました．しかし，感染症の潜伏期間のため個室管理が継続しています．個室管理によるストレスなどがあり，看護師や保育士の訪問があると「あっちあっち」と病室の外へ出たいといった欲求を訴えるようになりました．また，ベッド上にて1人で過ごしている時間が長く，単調な生活が繰り返されています．

（2）アセスメント
　個室管理にて活動範囲に制約があるなかで過ごしており，かかわる人にも限りがあるため，単調な生活が繰り返されています．そのため，入院生活に変化をもち，様々な刺激を得られる環境が必要になります．

（3）保育計画
①ねらい：Ⅱ．生活環境を整える　身近な環境を整える
②保育内容：患者が自宅より持参したお気に入りのミニカーを使用し，台紙に道路の絵を描いてミニカーを走らせて遊べるようにすることで（図15），1人で過ごす時間もひとり遊びできるよう援助します．

（4）留意点・配慮点
　年齢的に，病室内から出られない理由を理解することが難しいため，限られた環境のなかでも患者の欲求が遊びを通して満たされるように工夫することが必要です．また，幼児期以降の感染症患者であれば，患者自身が「部屋から出られないこと」や「他の患者と一緒に遊べないこと」などを患者なりに納得できるよう，発達段階を考慮したかかわりも必要になります．また感染症患者の場合は，使用物品について院内での規定に沿った工夫が必要となります．

9　内服コントロールのため入院となった重症心身障害児6歳7か月男児

概要

入院目的▶内服コントロール
入院期間▶3週間
家族構成▶母（離婚），姉（10歳1か月），本人（脳性麻痺）
患者の様子▶特別支援学校に通学し，にぎやかなところを好み，本人用の座位保持椅子に座って過ごします．歌がかかると笑顔になり拘縮している手を動かします．そばに人がいる時は笑顔ですが，嫌なことや寂しくなると声を出して表出します．食事，トイレはすべて介助が必要です
入院環境▶大部屋（4人床），家族の付き添いなし

❶ 急性期（入院〜1週目頃）

（1）患者（家族）の様子
　入院2週間前より筋緊張が強く夜間の睡眠も十分にとれず，不機嫌な状態が続き，内服のコントロールを目的として入院になりました．家庭ではきざみ食を経口摂取していたが，現在は摂取できないため，胃管カテーテルを挿入し，経管栄養を導入することとなりました．内服のコントロールがつくまでベッド上安静のため，1人で過ごしていることが多くなります．また，筋緊張が強く発汗があり，不快と寂しさなどで泣いていることが多い状況です．

　母はパートをしており，面会は仕事前に衣類の補充と洗濯物を持ち帰る程度の時間しかとれません．また，母1人では患者の世話が難しいため，ヘルパーや訪問看護などの社会資源を活用しています．

（2）アセスメント
　筋緊張の辛さと寂しさなどから泣いて過ごしていることが多く，患者の気持ちを受け止め，安楽に過ごせるようにかかわることが必要です．

（3）保育計画
①ねらい：Ⅱ．生活の環境を整える　身近な環境を整える
②保育内容：身体的にも精神的にも苦痛が緩和され，落ち着いて過ごせるように周囲の環境に配慮します．また，安楽に過ごせるようポジショニングを整えたり，ゆっくり話しかけて手をさするなどしてかかわります．

（4）留意点・配慮点
　観察が必要なことや対応について，医師・看護師や家族と情報共有を行います．また，患者の病状や年齢によっては，意思表示や意思疎通が困難な場合が多いため，体調や普段の状態，表情の変化などの把握が必要です．

❷ 安定期（2週目頃〜）

（1）患者（家族）の様子
　内服のコントロールができて，夜間の睡眠もとれるようになり表情は明るく，笑顔が見られるようになってきました．医師より個人用のバギーの乗車が許可され，ベッドサイドにてバギーに乗り，介助されながら経口にて食事をとれるようになりました．しかし，病室に誰もいなくなってしまうと「うーうー」と声を出して泣き出してしまう場面もあります．

（2）アセスメント
　筋緊張することが少なくなり，夜間の睡眠もとれるようになってきました．しかし，病室に誰もいなくなってしまうと，泣き出してしまうことから，寂しさを感じていると考えられます．そのため，安静度の範囲内で病状や症状の経過に応じて安楽に過ごせる環境が必要です．

（3）保育計画
①ねらい：Ⅱ．生活環境を整える　身近な環境を整える
②保育内容：患者が「自分は見守られている」と感じられ，安心できる環境のなかで過ごせるよう援助します．また，患者の欲求を満たすことができるように体調がよい時はバギーに乗

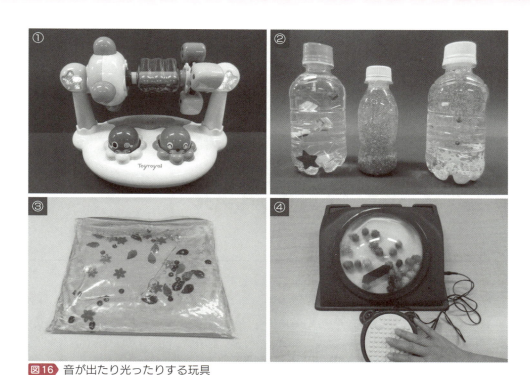

図16 音が出たり光ったりする玩具
①光・音の出る玩具，②キラキラボトル，③ウォータークッション，④感覚刺激玩具

車して，安静度に応じた活動(絵本や手遊び歌など)を取り入れてかかわります．

(4) 留意点・配慮点

活動を実施する際には，普段の患者の状態を把握し，事前に看護師や家族などと情報を共有します(不調や疲労感など訴えることが難しい患者には機嫌，顔色，発汗，筋緊張，呼吸，表情などを観察し，普段と様子が違う場合は看護師に対応を依頼します)．

❸ 回復期(3週目頃〜)

(1) 患者(家族)の様子

筋緊張が減少し，家から持ってきたお気に入りのCD(童謡・手遊び歌)を聴いて穏やかに過ごせるようになりました．また，医師より集団保育の参加が許可され，音が出たり光ったりする玩具(図16)を好み，「あーあ」と声を出し笑っています．

(2) アセスメント

自分から環境を変えることが難しく，生活環境や活動範囲が限られ，他者とかかわる機会が少ないと考えられます．そのため生活環境を拡大し，他者の声を聞くことや他者と同じ空間で過ごす雰囲気を感じることによって，様々な刺激を受けることができるよう，集団活動の場に参加することが必要です．

(3) 保育計画

①ねらい：Ⅲ．心身の発達と安定　保育環境を整える
②保育内容：集団活動のなかで，他患者とかかわれるような環境を設定し，視覚，聴覚，触覚など

の刺激が受けられるような，スキンシップ，楽器遊び，他患者とのやりとりなど，保育士を介して他者とかかわれるように援助します．

(4) 留意点・配慮点

自ら活動をすることが難しいこともあるため，患者の気持ちや意思をくんで支援をします．また，経管栄養や痰の吸引などの医療的ケアが多い患者は集団活動に参加できるよう，看護師と連携を図って時間の調整を行います．

10 虐待を疑われた4歳10か月男児

概要
- 入院目的 ▶ 虐待を疑われ検査入院
- 入院期間 ▶ 1か月（予定では1週間）
- 家族構成 ▶ 父（義父）・母，本人
- 患者の様子 ▶ 集団保育の経験なし．活発であり，家のなかを走りまわっては父に叱られることがよくある．何かのきっかけで怒り出すと手がつけられないくらい暴れる．玩具を買っても壊してしまうという理由で電車の玩具が数個ある程度．食事は偏食があり，ジュースとスナック菓子を好む
- 入院環境 ▶ 大部屋（4人床），家族の付き添いなし

❶ 前期（入院〜2週目頃）

(1) 患者（家族）の様子

発熱と腹痛の訴えがあり母に連れられて，当センターを受診しました．診察から腹部や背部にあざがあり，検査目的で入院（1週間予定）となりました．ことばの遅れがみられ，2語文での会話が多く，構音障害が見られます．当初，周囲の大人に対して警戒し，にらみつけながら攻撃的な態度が多く見られました．母の面会は11時から就寝まであり，患者のそばにいるものの一緒に遊ぶ様子はなく，いつもスマートフォンを操作しています．

看護師がバイタルサインの測定をする際に，「ここ（患部を指して），とーたん（父）が，けった」「いたくなった」と発言がありました．院内で検討され，児童相談所の介入が始まりました．1日の大半を1人でベッド上にて過ごすことが多くなり，自宅から持ってきた電車を並べて遊んでいます．遊びなどの途中で，清潔ケアやバイタルサインの測定，食事を促す声かけをされると，「あだ，やうの！（まだ，やるの）」「あーだー！（嫌だ）」と遊びを中断することを拒みます．また看護師が近づくと，両手を振り上げて看護師を叩いたり噛みついたり，にらみつけたりします．

(2) アセスメント

入院による環境の変化に加え，療養上で必要なこと（バイタルサインの測定，清潔ケアなど）に対して，不安や恐怖を抱き，拒否的な反応があります．そのため，心理的安定を図ることができるよう，保育士との信頼関係を早期に築くことが必要です．

（3）保育計画

①ねらい：Ⅲ．心身の発達と安定　信頼関係を築く
②保育内容：1対1でかかわり，患者の気持ちに寄り添い，興味・関心に基づいた（患者の好きな電車遊びなどを通して）かかわりをします．

（4）留意点・配慮点

　他職種との連携を図り，情報共有を行いながら，保育士のかかわりを検討して保育支援を実施します．また，患者や家族とかかわる際には，言動に十分配慮します．

❷ 中期（3週目頃）

（1）患者（家族）の様子

　児童相談所の職員が母に付き添い，1週間に2度の面会があります．時折，「おたーたん（お母さん），くる？」と，母の面会を待つ発言も聞かれます．患者が指さしなどで思いを伝えようとしますが，うまく伝わらなかったり，思い通りにならないことがあると，「んー，んー」と低い声でうなってにらみつけ，物を投げたり，叩いたり，ベッド柵をガタガタ揺らしたりして怒りを表出します．それらの行動を制止されると，大声で泣き出し，落ち着くまでに時間を要します．

（2）アセスメント

　母の面会の減少や自分の思い通りにならないことなど，不安や寂しさ，ストレスを抱いている時には，安心できる人や心休まる環境のもとで入院生活を送ることが必要です．

（3）保育計画

①ねらい：Ⅱ．生活環境を整える　心休まる環境をつくる
②保育内容：感情のコントロールが困難（緊張，混乱，苛立ちなど）な場合は，周囲の環境に配慮し，落ち着いて過ごすことができるようにかかわります．また患者の気持ちを受け止め，代弁したり好きな遊びを取り入れたりして，ストレスが軽減されるよう働きかけます．

（4）留意点・配慮点

　自分が悪い子だったから家族に会えないなど，誤解した認識がある場合は訂正をし，安心感につなげます．
　攻撃的になっているときには，自分や他者に危害が加わらないよう配慮します．
　よい行動がとれたときには，褒めてあげて次回につながるようにかかわります．また，自己肯定感がもてるように配慮します．

❸ 後期（4週目～退院）

（1）患者（家族）の様子

　児童相談所に移ることが決まりました．日中は集団保育に参加することが増え，初めて遊ぶ様々な玩具に夢中になり，他患者の横に並んで笑いながら遊んでいる様子も見受けられます．しかし，片づけを促されると，「まーだー（まだ遊びたい）」と大泣きして暴れることもよくあります．また，入浴や就寝の時間になると「きらいー！やんないのー」と走って逃げまわることもあります．事前に片づけの後におやつの時間があることや入浴の後に遊べることなど，楽しみの時間もあることを伝えると，落ち着いて次の行動に移ることができます．食事は入院当初ほど好き嫌いを言わず，出さ

れたものはほとんど食べ，食欲旺盛です．

（2）アセスメント
　見通しのつかないことや遊びを中断することがあると，不安や苛立ちがあります．しかし，事前に次の活動が理解できたり，楽しみの時間もあることがわかったりすると，落ち着いた行動をとることができます．そのため，患者なりに入院生活を理解し，安心して過ごせるよう，枠組みを作って(日課表など)，統一したかかわりが必要です．

（3）保育計画
①ねらい：Ⅱ．生活環境を整える　生活のリズムを整える
②保育内容：心身の状態や成長・発達を考慮し，スタッフと連携を図り，見通しをもてるようなかかわりをします．また1日の流れがわかりやすくなるために患者と一緒に日課表（絵）を作成します．

（4）留意点・配慮点
　他職種と連携を図り，患者・家族へのかかわりや支援内容，役割分担などを話し合い，退院後の生活（一時保護，施設入所，自宅退院など）を見通して，患者にとって必要な保育支援を計画します．入院中の患者の様子や保育支援内容，保育士のかかわりなど，児童相談所職員や施設のスタッフに情報提供を行います．

11 川崎病で緊急入院となった自閉スペクトラム症5歳6か月男児

概要
- 入院目的▶薬物療法と補液
- 入院期間▶1～2週間
- 家族構成▶父・母，姉(10歳)，本人
- 患者の様子▶2歳半で自閉症と診断され療育センター通園中．電車や数字を見ることが好きでひとり遊びが中心である．言葉の理解は難しいが，絵カードを見て単語を言うことはできる．偏食が強い
- 入院環境▶大部屋(4人床)，母の付き添いあり

❶ 急性期（入院初日～2日目）

（1）患者（家族）の様子
　38℃以上の高熱が続き，手足に発疹が見られたため自宅近くの診療所を受診したところ，川崎病を疑われ紹介入院となりました．入院後，川崎病と診断されすぐに輸液療法が開始となりましたが，入院による環境の変化やベッド上安静で点滴が挿入されている状況を受容できず，「あー！」と泣き叫びながらベッド柵を叩いています．母より「うちの子は自閉症で，話を聞く時はうなずいたりして聞いているように見えても理解ができていなかったり，感覚に敏感で，慣れていない人から触れられたりするのはすごく嫌がります」と話がありました．

（2）アセスメント

　入院による環境の変化に適応することや治療や処置などを受容することが難しいことが予想されます．そのため，患者が落ち着くことができる環境を整えることが必要です．また，口頭のみの指示では伝わりにくいことが多いため，視覚的・簡潔明瞭で具体的な指示で対応し，心理的安定のもと入院生活を送ることができるようなかかわりが必要となります．

（3）保育計画

①ねらい：I．生活の保障　入院生活への適応を援助する
②保育内容：刺激の少ない静かな環境のなかで（保育活動中はベッドまわりのカーテンを閉めるなど），お気に入りの玩具（電車）やリラクゼーション効果のある玩具（感覚統合玩具）（図17）で遊び，落ち着いて過ごせる時間を確保できるように環境を整えます．

（4）留意点・配慮点

　発達の特性により衝動的な行動や自傷行為，パニックなどが出現することがあります．こだわりが強い患者や対人関係において特定の人以外とのかかわりを避けることがある場合は，適切な距離を保つ必要があります．そのため，家族から患者の特徴・個性を情報収集し，病棟スタッフと情報を共有しながら，患者が落ち着いて過ごせるよう統一したかかわりができることが重要となります．また，処置や医療機器が装着されることで混乱し，チューブ類やコード類の事故抜去がないよう，遊びに気持ちを向け気をそらす考慮も必要となります．

❷ 回復期（3～5日目）

（1）患者（家族）の様子

　症状が安定し，徐々に活気が見られるようになりました．しかし，自分のおかれている状態が理解できず，普段自宅では夜間に行っている入浴が午前中に行われたり，遊びの最中に検査に呼ばれたりするなど，患者が予期できないようなことが起こるとパニックになります．母から「言葉の理解ができないからここにいる意味もわからないと思います．だから本人が一番辛いと思うけど，どうしてあげればいいのかわからなくて」と話があり家族の疲労がたまっています．

（2）アセスメント

　先のことを予期することが難しく，変化に適応することが難しい状況です．入院生活では常に不安を抱えていることが予想されるため，患者が安心できる環境のなかで落ち着いて過ごせるよう，配慮が必要になります．

（3）保育計画

①ねらい：II．生活環境を整える　心休まる環境をつくる
②保育内容：相手の話を聞くことはできるため，会話をする際は個別で働きかけ，重要なことだけを一文ではっきり明瞭な声で伝える，またはボードや紙に書いて視覚的に伝えます．また，看護師と協力して，患者が見通しをもって行動の切り替えができるよう場所・時間・活動を構造化（スケジュールの管理，活動の内容や作業の手順をわかりやすく説明）します．その1つとして，患者が1日の予定を視覚的に理解できるよう絵カードの日課表（図18）を作成し，情報を伝達します．

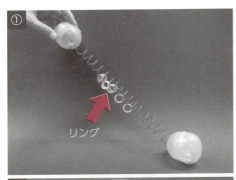
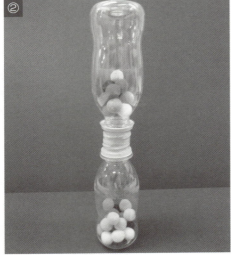

図17 感覚統合玩具
①螺旋状に落ちるリングの動きを見たり，振動を感じることのできる玩具，②上から下に落ちるボールフェルト（または保水剤）の動きを見たり，落ちるときの振動を感じたりすることのできる玩具

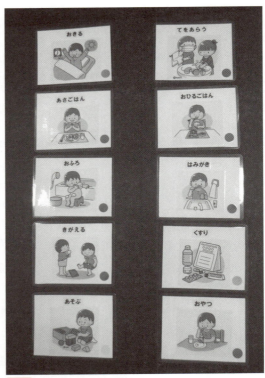

図18 絵カードの日課表

（4）留意点・配慮点

　予期できない事態には柔軟に対応することが難しく，急な予定変更には混乱や動揺をもたらすこともあります．そのため，入院生活に見通しが持てるよう，必要に応じて看護師と連携を図り，ワークシステム（「どんな作業を」「どのくらい」「終わったら次は何があるのか」を「実物」「色」「記号」などを用いてわかりやすく説明）を作成します．また，家族の不安を傾聴し，精神的ストレスや疲労感，食事がとれているかなどに配慮し，家族が休憩時間を取れるように配慮することも必要です．

❸ 退院へ向けて（6日目～退院まで）

（1）患者（家族）の様子

　輸液療法が終了となり，医師からの許可があり集団保育への参加が可能となりました．プレイルームで患者の好きな電車で遊んでいる際は，電車を動かして遊び，落ち着いて過ごしています．しかし，内服時に母が薬を飲ませようとすると患者は薬を手で払いのけて床にまき散らし，医師や看護

師がそばに来ると突然走り出して逃げ，ベッドに戻らないなどの行動が見られます．母から「もう，どうしてあげたらいいのかわかりません．他の患者さんや家族の方にも迷惑かけちゃうし．自閉症の子のことを理解してもらうのって難しいですよね」と話がありました．

（2）アセスメント

味覚に過敏や偏りがあり内服が苦手であることが予想されます．そのため，内服後には患者にとって好きなことができる時間（電車遊びができる，好きな絵本を読めるなど）を設けることで，患者自身が内服後の楽しみを見つけ，内服が習慣化されるようなかかわりが必要になります．

（3）保育計画

①ねらい：Ⅲ．心身の発達と安定　心身が安定した治療生活を支援する
②保育内容：看護師と連携を図り，絵カード（日課表）を用いて内服後に遊ぶ時間があることを事前に示します．また，内服後には患者の頑張りを褒め，好きな遊びを通して気持ちの切り替えができるようにかかわります．

（4）留意点・配慮点

内服の方法に関しては，母が難しさを感じている点を看護師と情報共有し，患者にとって飲みやすい方法を考慮します．患者が安心して過ごせる環境を保障するために，発達段階や患者の行動の特性に応じた遊びや気分転換活動ができるよう保育を工夫します．また，患者が処置や内服などを含めた1日の流れを事前に知り，見通しを持った行動がとれるよう，視覚的なツールなど患者にとって理解しやすい方法を使用して，支援することが必要です．

活動量が上がると，突然動き出したり，走り出したりすることがあるため，転倒・転落に注意が必要です．

発達の特性上，泣いたり叫んだりすることが感情表出の1つであるため，問題行動が見られる場合も，怒ったりするのではなく落ち着ける環境を整えたり，よい行動の時には褒めたりするなどの対応が大切になります．

12　未熟児網膜症の手術のため入院した6か月女児

概要
- 入院目的▶硝子体手術
- 入院期間▶2週間
- 家族構成▶父・母，姉（3歳），本人
- 患者の様子▶手遊び歌やふれあい遊びを好み，お気に入りのタオルを持っていると落ち着く
- 入院環境▶大部屋（4人床），付き添いはなし

❶ 手術前（入院初日）

（1）患者（家族）の様子

低出生体重児として生まれてきたため，出生後はNICUに3か月間入院し，一般病棟には転棟

せず，退院となりました．そのため，一般病棟での入院は今回が初めてとなります．入院初日は，周囲の環境の変化に慣れず，母がそばから離れると泣き出し，病棟スタッフが抱っこをしてもなかなか落ち着くことができませんでした．母は，手術に関する説明を受けた後，「手術の後，ベッドから動けないなんてかわいそう．何もしてあげられない」「前の時（NICU）と違って看護師さんが忙しそうでなかなか声をかけられない」など，入院生活に対する不安を病棟スタッフに話していました．患者の視力は，光を感じることしかできませんが，首がすわりはじめ，あやしたり，触れ合い遊びなどをしたりすると声を出して笑います．

（2）アセスメント

入院による環境の変化に対して緊張しているため，入院生活に慣れるように，保育士や病棟スタッフとの関係を築き，家族とともに患者が安心できる環境を整える必要があります．また，手術後の入院生活に対する家族（特に母）の不安が強いため，家族の話を傾聴し，入院環境や入院生活の過ごし方についてともに考えるなかで，家族の不安を緩和することが必要となります．

（3）保育計画

①ねらい：I．生活の保障　入院生活への適応を援助する
②保育内容：家族から患者の好きな遊びや玩具，持っていると落ち着くものなどを聞き，安心して入院生活を送ることができるように，入院環境を整えていきます．手術当日は，飲水量などの制限があり，空腹で不機嫌になるため，患者の好きな「むすんでひらいて」や「あたまかたひざぽん」などの手遊び歌や触れ合い遊びを通して，気分をまぎらわせるように働きかけます．また家族が，手術後の生活に対する不安を抱いているため，手術後のベッド上の過ごし方やどのような玩具を持ってきたらよいのかなどについて，保育士とともに考え，家族が自ら実施できるように働きかけます．

（4）留意点・配慮点

視力障害を伴うため，ベッド上や患者を取り巻く周辺の環境を整理し，安全に留意したうえで，患者が安心できる環境を整えることが大切です．また，家族が様々な不安を抱えていることが多いため，他職種と情報を共有し，連携を図りながら手術前の家族の気持ちをサポートしていくことが必要となります．

❷ 手術後（2〜3日目）

（1）患者（家族）の様子

手術後は金属カプセル眼帯を装着して過ごすため，はずさないよう肘関節固定具を装着します．また安静度がベッド上安静となり，創部の圧迫を防ぐため腹臥位にならないよう体幹固定ベストを装着し，体動が制限されます．金属カプセル眼帯を装着して周囲の様子が全くわからないなか，体動を制限されているため，不安やストレスが強く，母がそばにいても泣き続ける時間が多くなりました．また，母も子どもが泣いている姿を見て，「何もしてあげられなくてごめんね」と話し，入院生活や患者の疾患に対する不安が強くなっています．

（2）アセスメント

体動制限による不安やストレスを強く感じているため，情緒が安定して入院生活を過ごせるよう，遊びを通して，患者のストレス緩和や気分転換を図ることが必要となります．また，家族も術後の

患者の様子から疾患や治療，入院生活に対する不安やストレスを抱えているため，家族の不安を緩和することができるように働きかける必要があります．

（3）保育計画
①ねらい：Ⅲ．心身の発達と安定　情緒の安定を図る
②保育内容：情緒が安定して入院生活を過ごせるよう，再度周囲の環境を整えるとともに，体動制限や安静度を配慮して保育活動を実施し，患者のストレス緩和や気分転換を図ります．「さかながはねた」「パン屋さんにお買いもの」など患者の顔や体に触れながら遊ぶことができる手遊び歌を通して，優しく声をかけながら，患者の顔や体にゆっくり触れて遊び，心地よく過ごせるようにかかわります．触れ合い遊びのほかにも，聴くことや触れることで感覚が刺激されるような玩具や遊びを提案し，家族と患者の遊びを保育士が支えることができるように働きかけます．

（4）留意点・配慮点
安静度は基準に基づいて設定されていますが，患者の状態などによって異なります．電子カルテや看護師に確認し，病状や治療計画などを把握して，患者にかかわることが重要となります．また，保育活動を実施する際は，肘関節固定具をはずして遊ぶこともありますが，金属カプセル眼帯がはずれたり，ルートやコード類が抜けたりしないように配慮することが必要となります．また，保育活動後には看護師に肘関節固定具を装着した旨を報告し，正しく装着されているかを確認してもらうことが必要です．

❸ 退院に向けて（4日目～退院）

（1）患者（家族）の様子
手術から4日ほど経過すると，安静度がベッド上安静から授乳時のみ抱っこ可能となり，その数日後には病棟内で抱っこでの散歩やプレイルームで遊ぶことも可能となりました．体動制限によるストレスが軽減し，保育活動を通して情緒も安定してきたため，家族の抱えていた入院生活に対する不安も軽減されはじめました．しかし，退院に向けての話や点眼などの指導が始まり，母は「退院後は，私1人で点眼しなくちゃいけないのよね．ちょっと不安だわ」などと退院後の点眼に対する不安を話したり，「視力が弱い子どもには，どんな玩具で遊んだらよいのですか？お家でどうやって過ごしたらよいかわからなくて」などと自ら保育士に質問したりするなど，退院後の生活に関しての悩みや不安が生じています．

（2）アセスメント
退院に向けての話や点眼の指導により，家族は退院後の生活や育児に関する悩みや不安を抱えはじめているため，退院に関する様々な不安を緩和できるよう働きかけることが必要となります．

（3）保育計画
①ねらい：Ⅴ．家族への援助　不安を緩和する
②保育内容：家族の抱える退院後の生活や育児に対する不安や悩みについて，日々のコミュニケーションのなかで傾聴し，得られた情報は医師や看護師など他職種間で情報共有し，連携を図りながら働きかけています．また，視覚障害のある患者へのかかわり方や遊び方に対する不安については，患者が触れたら音が鳴るようなおきあがりこぼしやロー

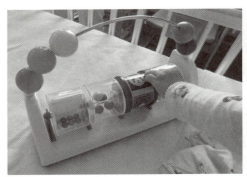
図19 ローリング式の玩具

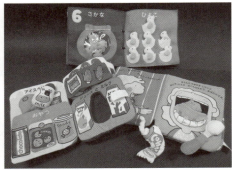
図20 布絵本

　リング式の玩具（図19），感触を楽しめるような布絵本（図20）など聴覚や触覚などの感覚を刺激するような玩具について情報提供をしたり，母が保育士と一緒に患者と遊ぶなかで，どのようなかかわりや援助をすれば遊びの可能性が広がるのかを一緒に考えられるように働きかけます．

（4）留意点・配慮点

　安静度が緩和されると，病棟内の散歩やプレイルームで遊ぶことが許可されますが，創部の圧迫を防ぐため，腹臥位にならないよう配慮しながら遊ぶことが必要となります．また，金属カプセル眼帯がはずれると，創部の安静や衛生を保てないため，退院までは自分ではずそうとしたり，他患者に触れられたりしないように注意を払いながら保育活動を実施する必要があります．

13　上腕骨顆上骨折で入院となった7歳1か月女児

概要
- 入院目的▶牽引
- 入院期間▶1か月
- 家族構成▶父・母，兄（12歳　受験生），本人
- 患者の様子▶活発で学校での友達が多く，外で遊ぶことを好んでいる．偏食あり，スナック菓子を好んでいる
- 入院環境▶大部屋（4人床），家族の付き添いなし

❶ 急性期（入院～2週目頃）

（1）患者（家族）の様子

　体育の授業で，跳び箱の上から転落し，手をついたところ骨折となり，母に付き添われ入院となりました．入院後，整復し垂直牽引が開始されましたが，初めての入院であり，入院当初から「痛い」「帰りたい」と泣き，不安と寂しさを訴えるような言動がありました．また，毎日行う包帯の巻き直しや母が帰宅する時は足をばたつかせて，さらに大きな声で滞泣して興奮状態になります．看護師

が患者に声をかけても首を振って泣いており，コミュニケーションがとりづらい状態です．食事面では，15時のおやつに出てくる菓子類を摂取し，その他の食事は，ほとんど手をつけません．母は兄の塾の送迎などがあり，面会が短時間の日も多いです．

（2）アセスメント

初めての入院や慣れない入院環境や母の面会が少ないことにより不安や寂しさを抱えています．それに加え，垂直牽引による体動制限や痛みなどの苦痛があり興奮状態になることがあります．そのため，安心できる環境のなかで，不安や寂しさを緩和することが必要です．

（3）保育計画

①ねらい：I．生活の保障　入院生活への適応を援助する
②保育内容：入院による不安や寂しさが緩和するように，患者の気持ちに寄り添い，安心した雰囲気のなかで過ごせるようにかかわります．また，患者の好きな活動を取り入れて，気分転換を図り，患者が不安や寂しさなど自分の気持ちを表出できるようかかわります．

（4）留意点・配慮点

整復後，垂直牽引で患部を固定しており，自由に動けないため，生活面での介助が必要となります．また，体動が激しく，安静が保たれない場合は，体幹固定ベストなどを使用することもあります．患者とかかわった後，患部が正しく固定されているか再度確認をし，固定がずれている場合は看護師に確認してもらいます．

❷ 回復期（3週目頃〜）

（1）患者（家族）の様子

牽引は継続されていますが，痛みを訴えることが少なくなりました．看護師や保育士とコミュニケーションがとれるようになり，母が帰宅しても，落ち着いて過ごせるようになりました．また，同室の他患者（9歳女児）から話しかけられ，時折笑顔も見られるようになりました．しかし，自由に動けないため，「これ（牽引）とってよー」「もー何もやらないから！」と苛立ち，食事を拒否したり，清潔ケアを拒んだりすることもあります．

（2）アセスメント

入院生活に慣れ，周囲に目を向けるようになってきましたが，思うように動けないことにより，ストレスを感じています．そのため，安静度に応じた保育活動を設定し，心理的安定を保つ必要があります．

（3）保育計画

①ねらい：III．心身の発達と安定　情緒の安定を図る
②保育内容：体動制限によるストレスが緩和できるよう，牽引中でもできる遊びを設定します．マグネット玩具（着せ替えやパズルなど）を用いた遊びなど，片手でも遊べるように工夫をした保育内容を設定します．

（4）留意点・配慮点

包帯を巻いている患部に痒みを訴える場合は，看護師に報告をし，対応を依頼します．また，牽引をしているため，作業（遊びや学習）がしやすいような工夫が必要です．マグネット玩具やすべり止めつきクリップボードなど（図21）を活用すると，片手でも作業がしやすいです．

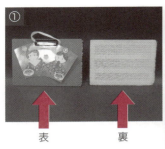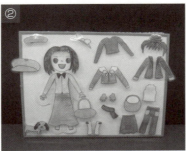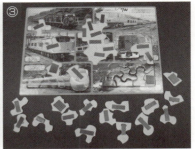

図21 マグネット玩具やすべり止めつきクリップボードなど
①裏にすべり止めをつけたクリップボード，②マグネット玩具：着せ替え，③マグネットパズル

❸ 退院前（4週目頃〜退院）

（1）患者（家族）の様子
　牽引が除去され，腕を三角巾で吊り，スタッフ（医師，看護師，保育士など）や家族の付き添いのもと，歩行が許可されました．仲良くなった同室の他患者のベッドサイドまで，ふらつきながら1人で歩き，その都度，看護師より注意を受けます．また最近では表情は明るく，同室の他患者だけでなく，病棟スタッフにも自ら話しかけるようになりました．

（2）アセスメント
　医師より歩行が許可されましたが，牽引中は臥位の状態で過ごしていたため，筋力の低下があり，転倒の危険があります．しかし，転倒のリスクより，他者への興味関心があり，仲間との帰属意識が強くなってくる時期でもあります．他患者とともに過ごすことの楽しさや喜びを味わえるような保育の設定が必要です．

（3）保育計画
①ねらい：Ⅳ．遊びと学習の援助　遊びの充実を保障する
②保育内容：安全に配慮し，患者相互の関係や共同的な活動ができるように保育活動を設定します．

（4）留意点・配慮点
　歩行時の転倒に注意し，移動やプレイルームなどでの活動では付き添います．自ら腕を動かすことは可能ですが，他者が無理に動かすことはしません．また，他者との接触やふざけて腕をぶつけないよう，十分に注意を払います．

II. 症例別にみた保育支援

14 口蓋扁桃肥大によりアデノイド摘出手術を受ける6歳6か月男児

概要
- **入 院 目 的**▶アデノイド口蓋扁桃摘出術（クリニカルパス使用）
- **入 院 期 間**▶約1週間
- **家 族 構 成**▶父・母，祖母，本人，妹（3歳）
- **患者の様子**▶性格は明るく，幼稚園（年長）では友達も多い
  妹の面倒をよくみており，近所の小さい子どもたちにも慕われている
- **入 院 環 境**▶大部屋（4人床），家族の付き添いなし（ただし，手術当日のみ付き添いあり）

❶ 手術前

（1）患者（家族）の様子

　入院初日，看護師よりクリニカルパスを用いて入院の流れについて説明を受けました．母やCLSとともに手術室ツアーに向かい，手術当日の流れの説明を聞き，笑顔で病棟に戻りました．しかし，母が帰宅した後，目に涙をためて布団をかぶってベッドに横になっており，保育士が声をかけると「お母さんが帰っちゃった」「いてほしかった」と泣きながら話しました．その後，母は妹の幼稚園のお迎えがあるため，明日の朝病院に来ることを約束して帰ったことを話してくれました．

（2）アセスメント

　入院が必要であることは理解していますが，母は妹のところへ行かなければならないことを感じており，自分は兄という立場から我慢をしなくてはいけないと思っていることが予想されます．しかし，初めての入院であり，家族から離れて慣れない環境で過ごすことによる寂しさを感じているため，保育活動を通して信頼関係を築き，入院による不安や寂しさを緩和できるようにすることが必要です．

（3）保育計画

①ねらい：Ⅲ．心身の発達と安定　信頼関係を築く
②保育内容：患者が興味を持てるような玩具や教材（ミニカーや絵本，シール遊び，バランスゲームなど）（図22）などの保育活動を通して，患者の気持ちを受け止め，遊びや会話のなかで気持ちを表出しやすい雰囲気を作り，信頼関係が構築できるよう努めます．

（4）留意点・配慮点

　遊びやかかわりのなかで患者の心身の状態を把握し，患者の気持ちや思い，疑問，理解などについて他職種と情報共有します．病棟スタッフと連携を図りながら，手術前の気持ちの支援をすることが必要です．

❷ 手術後（2日目〜）

（1）患者（家族）の様子

　手術当日は母が早朝から就寝まで付き添いました．手術後は，チューブ類やパルスオキシメーターなどの医療機器が身体に装着され，いつものように動けないことへ苛立ちがあるようです．また，

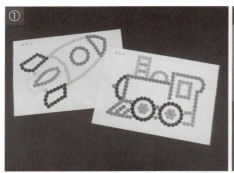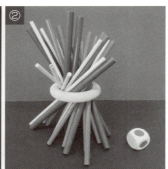

図22 患者が興味を持てるような玩具や教材
①シール遊び，②バランスゲーム

空腹感はありますが喉に痛みと違和感があり，母や看護師の声かけに対しても「嫌だよ！」「あっちにいけ！」など強い口調で話し，特に食事の時間帯は拒否的な反応を示しています．しかし，遊ぶ際には「お腹すいた」と話し，泣き出してしまうことがあります．

（2）アセスメント

母が付き添ってくれていることで，寂しさは軽減されているようですが，思うように動けないもどかしさや空腹感，喉の痛みなどから苛立ちがあるようです．情緒が不安定な状態であることが予想されるため，その都度患者の気持ちを受容し，遊びを通して心身が安定できるような支援が必要です．

（3）保育計画

①ねらい：Ⅲ．心身の発達と安定　情緒の安定を図る
②保育内容：患者の好きな遊び（電車やミニカー，絵本など）を通して，患者自身がおかれている状況への思いや気持ちを表出し，緩和できるようにかかわります．

（4）留意点・配慮点

手術後の疼痛により，食事摂取が困難になる場合は，食事形態などが日々異なります．また，安静度も変化していくため，情報収集を確実に行い，患者や家族に対してかかわることが必要です．また，手術後は輸液ルートや医療機器のコード類が多いため，保育活動中の事故抜去に十分気をつけることも必要です．

❸ 回復期（退院前）

（1）患者（家族）様子

手術から3日が経過し，輸液管理が終了となり，パルスオキシメーターも解除となりました．喉の痛みや違和感も緩和され順調に回復しています．家族の面会は平日は11時から14時までの3時間となっていますが，入院生活にも慣れて1人で過ごせるようになりました．保育士を見かけると積極的に声をかけ「ねえ，明日は何して遊ぶの？」「みんなでブロックの続きして遊びたい」などと笑顔で話し，日中の集団保育を楽しみにしています．

（2）アセスメント

他患者との遊びを楽しみにしていることから，遊びを通して他患者とかかわりが持てるような保育内容を設定し，充実感や満足感などを味わうことができるよう支援することが必要です．

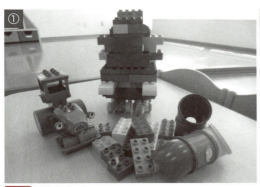 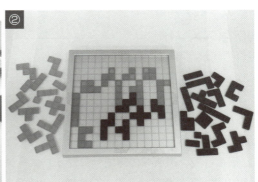

図23 構成遊び
①ブロック，②ボードゲーム

(3) 保育計画
①ねらい：Ⅳ．遊びと学習の援助　遊びの充実を保障する
②保育内容：遊びを通して他患者とかかわりを持ち，充実感や満足感などを味わうことができるよう，ブロックやボードゲーム（図23）などの遊びを設定します．

(4) 留意点・配慮点
　手術後の回復に合わせて身体の活動性を高めていけるようにします．また，患者や家族が退院後の生活に対して不安や悩みを抱えている場合は，緩和できるよう他職種と連携を図りながら支援することが必要です．

15　在宅移行する低酸素性虚血性脳症の9か月男児

概要
- 入院目的▶症状改善目的
- 入院期間▶1年（NICU 8か月含む）
- 家族構成▶父・母，姉（5歳），本人
- 患者の様子▶出生時より人工呼吸器管理となる
- 入院環境▶大部屋（4人床），付き添いはなし

❶ 一般病棟転棟後

(1) 患者（家族）の様子
　出生時，新生児仮死により人工呼吸器管理となったため，NICUで入院生活を送っていました．一般病棟に転棟後，患者の病状が安定しないため，家族の表情はかたく，母は「この子が悲しいのか楽しいのか何もわからない」「これから先，この子はどうなるのだろう．ちゃんと産んであげていればこんなことにならなかったのに」と父に話していました．また，一般病棟への転棟により，生活環境の変化に対して不安や戸惑いを感じており，「NICUと病棟では，いろいろと違うことが多

くて不安です」と病棟スタッフに話しています．

（2）アセスメント
　患者の病状が不安定で，家族は不安や悩み，自責の念などを抱え，心理的に不安定な状態が見られます．そのため，家族が一般病棟に慣れ，保育士や病棟スタッフに疾患や治療，入院生活に関する不安や悩みを表出することができるよう，日々のコミュニケーションを通して，信頼関係を築いていくことが必要となります．

（3）保育計画
①ねらい：Ⅴ．家族への援助　コミュニケーションを図る
②保育内容：家族が病棟スタッフや病棟の雰囲気に慣れ，信頼関係が構築されるよう，家族の面会時にはコミュニケーションを図り，家族の表情や状況を見ながら声をかけていきます．家族の気持ちを受け止め，話を傾聴するとともに，家族が気持ちを整理できるように働きかけていくことが必要となります．また，家族不在時の患者の様子や病棟スタッフや保育士のかかわりを伝え，家族が患者の様々な様子を知り，受け入れていくことができるように働きかけます．

（4）留意点・配慮点
　家族が様々な不安を抱えているため，他職種と家族についての情報も共有し，連携を図りながら家族の気持ちをサポートしていくことが必要となります．また，患者への保育支援については病状が安定してきた時に保育活動を実施できるよう，日頃から他職種と連携を図っておくことが必要となります．

❷ 安定期（転棟後1～2か月）

（1）患者（家族）の様子
　患者の病状が安定してきたことで，家族も笑顔で過ごす時間が増えました．また，患者，家族ともに病棟での生活に慣れ，保育士や病棟スタッフとの関係が構築されてきました．人工呼吸器を装着していることにより，活動に制限はありますが，ベッドサイドでは母が患者に絵本を読んであげるなど，母が自ら患者に働きかける姿が見られます．また，母からは「ずっと病院だから季節がわからないね．お散歩ができるようになるといいね」などと前向きな発言も聞かれるようになり，吸引や気管切開部のケアなど医療的ケアにも積極的に参加するようになりました．

（2）アセスメント
　人工呼吸器を装着していることにより，活動に制限があるため，ベッド上で過ごす時間が長く，自ら刺激を得ることや季節を感じることが難しい状態にあります．家族は，前向きな発言が聞かれるようになり，少しずつ患者のことを受け入れ始めています．そのため，家族とともに，患者にとってよりよい生活環境や遊び方，かかわり方について考え，保育活動を通して，見る，聞く，触るなどの五感を使った刺激を得ることや季節の変化を感じることができるよう環境を整えることが必要となります．

（3）保育計画
①ねらい：Ⅱ．生活環境を整える　身近な環境を整える
②保育内容：保育活動時には，保育士や母に抱っこをされ，体勢や視線を変えたり，声かけやスキ

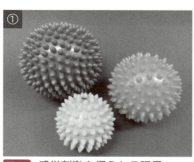 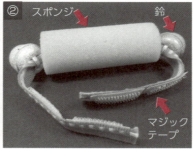 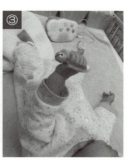

図24 感覚刺激を得られる玩具
①感覚刺激ボール，②感覚刺激を得られる手作り玩具（手のひらに触れるスポンジの感覚や手を動かした時に鳴る鈴の音を感じることができます），③手作り玩具で遊んでいる様子（手の大きさに合わせてマジックテープで長さを調整します．把持することが難しい患者でも装着が可能です）

ンシップなどの働きかけを多くしたり，感覚刺激ボール（図24①）やガラガラ，手作り玩具（図24②）など，様々な素材の玩具に触れたり見たりして患者が五感を使った感覚刺激を得られるように働きかけます．また，季節に関する制作などを家族と一緒に行うなど，入院生活のなかで季節を感じることができるような保育活動を設定します．家族が患者と一緒に遊ぶことを通して，患者にとってよりよい生活環境やかかわり方などを考えられるよう，患者の表情や反応などを言葉で表現し，患者の成長・発達を家族も理解・把握できるように働きかけます．

（4）留意点・配慮点
重症度が高い患者や医療機器を多く使用している患者は，処置や医療的ケアなどが多く，配慮事項なども多いため，他職種と情報を共有し連携を図りながら，保育活動の時間や場所の調整を図ったり，在宅生活へ移行したりしていくことを見通して，働きかけていくことが必要となります．

❸ 退院前（転棟後3か月〜退院）

（1）患者（家族）の様子
家庭での生活への移行に向けて，胃管カテーテル挿入や注入の手技などの指導が始まりました．家族は医療的ケアの練習を積極的に行って手技を獲得し，退院に向けて外出や外泊を繰り返すようになりました．そのなかで，具体的に家庭での生活のイメージを持つことができるようになってきました．家族は入院生活のなかで，患者の五感を刺激できるような玩具を用意したり，歌をうたったり，触れ合い遊びをしたりと積極的に遊ぶこともできていましたが，外泊後に「退院後は，私1人でお姉ちゃんとこの子を見なくちゃいけないのよね．ちょっと不安」など退院後の家庭での生活に関しての不安を保育士や病棟スタッフに話していました．

（2）アセスメント
家族が退院後の生活や育児に関する不安を抱えているため，家庭での生活をイメージしながら，退院に関する様々な不安を緩和し，前向きな気持ちで患者とかかわることができるように働きかけることが必要となります．

（3）保育計画
①ねらい：Ⅴ．家族への援助　不安を緩和する

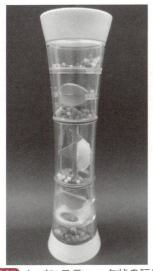

図25 レインスティック状の玩具

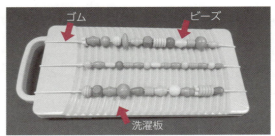

図26 ゴムに通したビーズを洗濯板に取り付けた手作り玩具
ビーズを動かす時の音やビーズに触れる感触を感じることができます．また，つまむ，引っ張るなどの微細運動の発達を促すこともできます．

②**保育内容**：外泊時の姉や患者の様子を傾聴し，患者が退院後どのように生活していくかを家族が具体的に想像できるよう働きかけることで，家族の抱える退院後の生活や育児に関する不安や悩みを緩和していきます．患者の五感を刺激できるような玩具〔レインスティック状の玩具（図25）や手作り玩具（図26）〕や歌をうたいながら患者に触れる触れ合い遊びなどをきょうだいと一緒に過ごすなかでどのように遊ぶか，家族自身が考えられるよう働きかけることが必要です．

（4）留意点・配慮点

退院後の家庭での生活や育児に関する不安や悩みについて，得られた情報は医師や看護師など他職種（在宅医療連携室など）との間で情報共有し，連携を図りながら，家族の不安が緩和するように働きかけていきます．また，退院前に地域の関係職種（訪問看護師，保健師，ヘルパーなど）とカンファレンスを行うことがあります．保育士が参加する時には，入院中の家族や患者の様子や在宅移行時に必要な情報を地域の関係職種に情報提供していくことが必要となります．また，きょうだいが患者に対して「まわりの友達とは違う」という戸惑いや両親に自分もかまってほしいという気持ちを抱く可能性があります．きょうだいに対して，患者の疾患についてどのように説明するかを家族と病棟スタッフがともに考えたり，家族がきょうだいの気持ちを受け止め，きょうだいと一緒に過ごす時間も作れるように働きかけたりすることが必要となるため，CLS，看護師と情報共有を図り連携していきます．

引用文献
1）立石　実著，患者説明にそのまま使える こどもの心臓病と手術．メディカ出版，2011；35，90

column

病棟以外の活動の場

当センターでは，保育士が一般病棟に配属されており，外来やICU，NICUなど保育士が配属されていない部署から壁面装飾やイベント，保育支援などの依頼があり，保育士が対応することもあります．

1) 壁面装飾

救急外来とICUにおいては，患者や家族が心休まる環境で過ごせるよう壁面装飾の依頼があり，救急外来の診察室，待合室，廊下，トリアージ室，ICUの廊下の壁に壁面装飾を行いました（コラム図4）．

2) 「看護の日」「救急の日」イベント

看護の日と救急の日に病院全体でイベントを実施しています．その際に，イベントに来ている外来患者や家族に対して，保育士の出しもの（ペープサートやパネルシアターなど）を行っています（コラム図5）．

3) NICU・透析室での保育支援

NICUに長期入院している患者が一般病棟へ転棟する場合，NICUの看護師長から依頼があり，保育活動を行うことがあります．その場合，NICUの看護師と情報共有を図り，患者の処置やケアの時間，生活リズム，病状などを考慮して，保育活動の時間を調整します．NICUでは，医療機器に囲まれて入院生活を過ごしているため，限られた環境のなかでも可能な範囲で様々な刺激を得ることができるよう，スキンシップや触れ合い遊び，五感を使った遊びを取り入れた保育活動を設定し，成長・発達を援助します．家族への支援としては，NICUの看護師に持ち込み可能な物を確認してガラガラなどの手作り玩具や遊びの紹介などを行っています．また，リハビリテーション科の理学療法士や作業療法士と患者の成長・発達について情報を共有し，連携を図りながら保育活動を実施しています．

血液透析が必要な入院患者で，医師または外来の看護師長から依頼があった場合，透析室で保育活動を行うことがあります．その場合も透析室の看護師と患者の情報を共有し，制作活動やパズルなど患者の好きな遊びを通して，透析室での治療を受け入れて安定して過ごすことができるように保育活動を設定します．

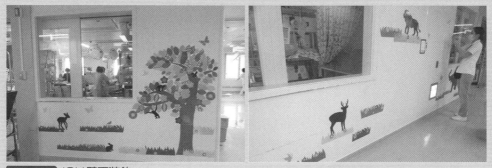

コラム図4　ICU壁面装飾

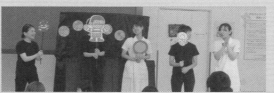

コラム図5　「救急の日」イベント（ペープサート）の様子

C章

多職種連携と医療現場における保育士教育

I. 多職種との連携について
II. 医療現場における保育士教育

C章　多職種連携と医療現場における保育士教育

1 多職種との連携について

1 医療現場での多職種について

　医療現場では患者・家族に対して医師・看護師のみならず，臨床心理士やCLS・SW・リハビリスタッフ・栄養士・薬剤師など，様々な職種が直接的あるいは間接的にかかわっています．それぞれの職種の専門性と役割を理解し，連携を図ることが重要です．直接的にかかわる職種に関しては，患者一人ひとりに対して，どのようなアセスメントに基づいてかかわりを展開しているかを理解しておくことが，保育士として不可欠です．他の職種との情報共有をもとに，患者・家族への支援内容や方法を再検討し，コミュニケーションのきっかけを作ることもできます．保育士の専門性を理解してもらうためには，実践を通して他の職種との相互理解を形成していくことが重要です．

2 他部署との連携

　上記でも述べた通り，保育支援を行う際には，様々な職種との連携が必要となります．医師や看護師・CLSなどの職種に関しては，病棟で情報共有や情報提供などが行えますが，それ以外の職種では，各職種で患者・家族とかかわる場所が異なるため，保育士が直接かかわることが難しい状況にあることもあります．患者の状態により病棟へ訪問する場合もありますが，その際にタイミングを合わせて情報共有することが難しい場合もあります．そのため，定期的に行われるカンファレンスなどにおいて，積極的に情報提供や情報交換を行い，患者・家族に対して多職種が同じ目標に向かい，各職種の専門性に応じたかかわりができるようにすることが重要です．
　ここでは，当センターでの多職種連携について紹介します．

❶ こどもサポートチーム（緩和ケアチーム）

　当センターは，2014年2月に全国の小児がん拠点病院を牽引する「小児がん中央機関」として指定され，小児がん患者とその家族をサポートするために，こどもサポートチーム（緩和ケアチーム）が設置されました．
　病気と向き合っている患者と家族が，よりよい日々を過ごせるよう支援することを目的としています．また，患者の身体的・精神的な苦痛をやわらげる医療に加え，患者を支える家族，担当医師をはじめとする医療スタッフなどを多職種チームでサポートしています．メンバーは，医師，看護師，薬剤師，管理栄養士，放射線技師，理学療法士，作業療法士，臨床心理士，保育士，CLS，SWなど，患者・家族にかかわる全ての診療科および職種によって構成されています．

I．多職種との連携について

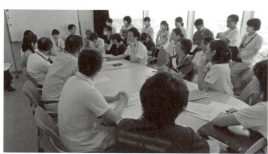

図1　こどもサポートチーム（緩和ケアチーム）カンファレンス

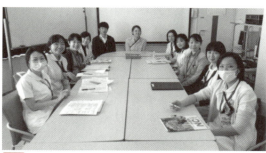

図2　PSCカンファレンス

週に1回，各病棟に入院している患者を対象にケースカンファレンスを行っています（図1）．ここでは，病状や治療内容，薬のコントロール，医療的ケアを中心に話し合われていますが，内容によっては患者・家族とのかかわりを通して気づいたことや感じたことなど，保育士の視点からアセスメントした情報を提供します．

❷ PSC（psychosocial care）カンファレンス

このカンファレンスでは，患者本人と家族のこころのケアやきょうだい支援，医療費助成の申請，復園・復学へ向けた調整など，療養に伴う心理社会面の支援について検討しています．メンバーは，医師，看護師，臨床心理士，保育士，CLS，SW，作業療法士，院内学級の教師など，入院中の療養生活や心理社会面にかかわる職種によって構成されています．

週に1回，各病棟に入院されている患者・家族の心理社会面について，各職種の視点で話し合いを行います（図2）．保育士は，遊びや日常生活への支援を通して，患者・家族の病気や治療への理解，受容などの情報を得ることがあります．患者・家族によっては，不安を抱え抑うつ症状がある場合もあります．そのような場合，こころの診療部の医師や臨床心理士へ相談し，病棟でのかかわり方（病棟スタッフも含む）や声のかけ方などについて学びます．また，患者との遊びのなかで遊び方や他患者とのかかわり方，親子（家族）関係など，成長・発達に関することについても他の職種の視点をもとに情報交換し，患者・家族によりよい支援が行えるようにしています．

❸ チーム医療における保育士のあり方

医療機関によって所属部署は異なり，保育士の業務内容も様々であるのが現状です．ほとんどの保育士の業務は，他の職種と協働する部分も多くあります．医療機関や施設によって多少の業務内容は異なるものの，子どもの心理的支援，日常生活支援，成長・発達の支援，家族支援，環境整備などがあります[1]．保育士は，他の職種と比べ少数で働いていることが多いため，コミュニケーションをとることが難しい場合やカンファレンスへの参加が難しい場合もあり，保育士としての意見を伝え難い，または伝わらないということもあります．

医療現場における保育士としての専門性を発揮していくためには，他の職種との日々のコミュニ

ケーションは必要不可欠なものであり，日頃から情報共有や意見交換などを行うことで，お互いの職種の専門性を理解し同じ目標に向かって協働することができます．保育士として自己の責任と能力を的確に認識し，自らの質を高めるための責務があることを忘れないようにすることが必要です[1]．多職種と連携を図り円滑に協働するためには，様々な学会や研修会へ積極的に参加し自己研鑽も大事な要素だと考えます．また，多職種とのケースカンファレンスへの参加も重要ですが，参加することだけが目的ではなく，情報交換の場で，保育士としての視点で意見を伝えていく力を身につけることが必要です．多職種と対等な立場で連携を図ることができるようになってこそ，医療現場における保育士としての専門性を発揮することができると言えるのではないかと考えます．

引用文献

1）日本医療保育学会編，医療保育テキスト　日本医療保育学会認定医療保育専門士研修用テキスト．第1版，日本医療保育学会，2009

C章　多職種連携と医療現場における保育士教育

11　医療現場における保育士教育

1　大学教育における保育学科

　現在，子どもを取り巻く社会は少子化，核家族化，女性の社会進出，さらには情報化，国際化など急速に変化してきており，これらを背景として保育に対するニーズも多様化し業務内容も複雑化してきています．このような背景のなかで保育士の専門性と保育の質の向上は社会的要請であり，期待される役割・専門性は深化・拡充してきています．しかし，一方では，養成校におけるカリキュラム内容，実践学生の学力低下や学生指導に関する問題など，保育士の専門性を高めていく教育実践において様々な課題が表出しています．

❶ 保育士養成教育の取り組み

　ここで，近年の保育士養成教育の取り組みについてみていきます．2010年2月に行われた厚生労働省第5回保育士養成課程等検討会において保育士養成課程等の今後は，保育士が現場のニーズや課題に適切に対応するため保育士に必要な知識や技術・判断力を明確にし，保育士の専門性の構築およびその検証をすることで養成課程や現任研修・保育研究等の充実を図っていくことが重要であるとしています．そして，「養成校を卒業する時点でどこまで専門性を担保するか，2年制のみならず，4年制，大学院教育まで含めて保育士の専門教育について考えていくことが将来的には必要」[1]であるとし，「養成校の教育の質の担保」[1]についても指摘しています．さらに，保育現場に即した専門性の強化が求められる動きのなかで，2013年1月第9回保育士養成課程等検討会では，『保育士資格・幼稚園教諭免許及び養成課程の構造（試案）の「学修系列の例示」』[2]において，その専門領域を「相談援助系」「養護系」「障害系」「保育系」「教育系」[2]と分類して示しており，「病棟保育」[2]は「保育系」のなかに位置づけられています．そのため，これからの保育士はより高度な専門性を有するものが求められ，各専門領域に特化した専門性について学んだ保育士養成が必要な時代になってくるといえます．

　また，全国保育士養成協議会専門委員会では保育士養成施設（養成校）は完成教育の機関ではないという考え方もあり，保育士養成施設（養成校）でできることは「保育士としての学びを学ぶ」[3]としています．そのため，養成機関では保育士としての専門的知識や技術の基礎や基本を学ぶが，それは養成機関内では完成しえないものであり，卒後教育も視野に入れて資質を高めていくために学び続けていくことが大切になってきます．つまり，学生はその基本的な学び続ける姿勢や態度を培ったうえで専門職としての自覚をもち，保育を実践していきながら学び続けていくことが求められています．

❷ 専門職としての保育士養成とは

　現在，医療に携わる保育士を目指す学生も増えており，保育士養成のなかで医療保育を学べる課程や保育士資格取得後に専門的な学びを深めることができる課程もあります．医療現場においても多職種とともに子どもの保育と保護者支援を確実に担っていくためには，より専門性の高い保育士と，卒業してからも向上心をもち，学び続けられる保育士がこれからの保育士として求められる力といえます．保育士養成教育においても専門職としての基盤教育の充実および専門性向上のための取り組みが大切であると考えています．

2 病棟保育士の養成と現状の課題

　2002年度より医療保険制度の診療報酬体系のなかで「プレイルーム，保育士等加算（以下，保育士加算）」が導入されました．その結果，かつては小児専門病院や大学病院が中心だった活躍の場が，地域医療支援病院のような地域医療の中核病院などへと広がってきています．
　こうした広がりをみせるなか，病棟保育士のスキルアップを図るためにはどうしていけばよいか考えていきます．

❶ 病棟保育の専門性

　病棟保育士の養成の現状および課題を考えるにあたり，まず「病棟保育士の専門性」を整理していきます．このことは同時に病棟保育士が果たすべき役割でもあり，次の3つに大別されます[4]．

（1）「保育の知識や技術に加えて，疾患や医療に関する知識を併せもつこと」

　就職後，保育士が苦労することの1つに「申し送りの内容を理解する」ことがあります．まず医学用語を理解し，覚えなくてはなりません．また，小児専門病院は患者の疾患ごとに病棟を分けることも多いため，勤務する病棟を特徴づける疾患やその治療についても学んでいきます．病棟保育士は治療に携わらない立場ですが，子どもたちを理解し，支援について考えていくうえで医学の知識は不可欠なものです．
　なお，小児専門病院の多くは複数の保育士が勤務しており，時に配属される病棟が変わります．医学の進歩などにより以前とは異なる治療法が確立されることもあり，その時々に新たな知識を深めていく必要があります．そのため，新卒であっても経験豊かであっても常に学ぶ姿勢が求められます．

（2）「保育のアセスメント内容を他の医療職にわかるように記録し，他の医療職と意見交換や情報共有ができる能力」

　保育所の場合，勤務する職員の大半は保育士ですが，病棟ではその多くが医療職です．1つの病棟に保育士は1名ということは珍しくなく，その病院に勤務する保育士が1名ということもあります．
　保育士同士ならば発言のニュアンスをくみとったり，イメージを共有したりすることが比較的容易にできます．保育観は人それぞれだとしても，職業観はおよそ揺るがないという信頼があるから

です．しかし他職種とのやりとりではそうはいきません．特に医療の場では「なぜそう考えた（判断した）のか」を明確にしたうえでカルテなどに記録することが大切であり，このことが各職種の専門性を示すことにつながります．

医療職が多い職場において，病棟保育士がその子どもについて意見することは容易ではありません．まず「保育」の基本的な考え方や，保育していくうえでの方向性などを他職種に理解してもらうことからはじまります．時に他職種と異なる提案をすることもありますが，相手の職業観や立場をよく理解しつつ，子どもとその家族をおもんぱかりながら保育を提供していきます．そのためには，「保育」とはなにか，子どもやその家族に対して，勤務する病棟において病棟保育士が果たすべき役割はなにか，常に省察していくことが大切です．

（3）「病院という環境的制約や子どもの病状変化に応じて，可能な範囲での保育を考え実践していく能力」

保育所では年度当初からの1年間，保育する子どもは基本的に変わりません．一方，病棟は入退院による患者の入れ替わりだけでなく，患者の病状等も日々刻々と変わります．そして，その日の治療予定によって一人ひとりの日課も変わってくるため，臨機応変な対応が求められます．このことが病棟保育の難しさであり，独自性でもあります．もちろん保育所でも一人ひとりの状況は異なりますが，病棟ではそこにいる目的そのものが一人ひとり違うのです．

病棟保育士はあらかじめ翌日以降の保育を計画しつつ，毎朝その病棟の状況を把握し，それに合わせた形で保育内容を組み立てていきます．しかし，計画していたものがまったくできないこともたくさんあります．病棟保育士は，日々変化し続ける病棟のなかで，しかも子どもたちにとって一時的に過ごす場である（残念ながら長期間過ごさざるを得ない子どももいます）ことを考慮しつつ，その時々で可能な保育内容を見極めていきます．その際，「可能な範囲」とはいっても保育内容の選択肢を安易に狭めないようにしたいものです．

❷ 卒後教育

先に述べた通り，保育士加算が導入されたことにより病棟保育士を採用する病院が増えてきました．設備面の条件はありますが，病棟保育士の配置が病院の収入につながることになるからです．

そして2007年，日本医療保育学会が「医療保育専門士」という学会認定資格を取得できる制度をつくりました．2015年6月現在113名の医療保育専門士を輩出し，病棟保育士のスキルアップを図っています．この資格は入職後1年以上の実務経験を積んだのちに研修を受け，事例論文の執筆などを経て取得することができます．

このように，病棟保育士が活躍できる場が少しずつですが整ってきています．しかし，医療保育について学べる学校は非常に少ないため，大多数の病棟保育士は養成校で病棟保育についてほとんど学ぶことなく就職します．そのため，就職した後の「卒後教育」が非常に大切です．

卒後教育で行われるべきは，先の「病棟保育士の専門性」をきちんと理解し，実践できるようにすることです．

まずは（1）の習得です．保育の対象となる子どもを理解するうえで前提となる知識だからです．そして（1）を習得する過程において，（2）（3）についても実務経験を重ねながら，保育過程や保育記録について考え，学んでいきます．特に保育記録は重視すべきもののひとつです．自分自身の保

育を省察するうえで欠かせないことに加え，近年専門職は実践したことは記録するべきという考え方が広く浸透しているからです．さらには，他職種に保育中の子どもの様子や保育士の取り組みを伝える有効な手段でもあります．

❸ 卒後教育を行ううえでの課題

　卒後教育を行ううえでの課題は，戸惑いながら保育を行っている病棟保育士が少なからずいることです．他職種とのかかわりのなかで自らの立場を見失うことも少なくありません．病棟保育士は，治療に直接携わらないことなどから「絶対的な味方」と評されることがあります．病気を治すために子どもたちは病棟にいるわけであり，むしろ治療に携わる医師や看護師こそ絶対的な味方なのですが，子どもにとっては侵襲行為を施されるなど自分の意に反することをする立場でもあります．こうしたなか，病棟保育士は常に子どもたちの身近なところで心情や体調などを配慮した形で臨機応変に支援できることが他の職種と異なります．こうした異なる立場であることが戸惑いにつながると考えられますが，その役割が子どもとその家族にとって非常に大切なものであるという揺らがない自信を育む必要があります．

　また，卒後教育を行うには一定のシステムが必要になります．養成校ではほとんど学ぶことのない病院という新たな環境で保育支援を行っていくために必要な知識や経験は多岐にわたるため，数年単位の経験をもって段階を経ていくことになるからです．こういったシステムに関しては，病院ごとに特性が異なることから，時間をかけて作っていかなければなりません．特に勤務する保育士が1人または少人数の場合，自分自身のあり方をシステム化するのは非常に困難です．そのため，日本医療保育学会などの組織によるシステム作りも必要になってくると考えます．

3　現場での教育のあり方 ～当センターでの新採用者教育（入職1〜3年目）

　当センターは，保育士が各病棟に1名の配置のため，経験年数にかかわらず，配置された病棟の特徴に応じて保育士の役割を果たしていくことが求められます．そのため，入職当初より医療保育オリエンテーションを実施し，医療現場における保育士としての必要な基本的知識の学びを深めるとともに，病棟での業務を1人で実施することができるよう，指導者の指導のもと保育実践場面を通して病棟での業務や保育活動について学んでいきます．

❶ 入職1年目の指導

　入職から1年間の指導を通して，新採用者が医療保育の専門性を踏まえ，病棟の特徴に応じた保育を展開できるよう，以下の目標，内容のもと指導計画（表1，表2）を立てています．

（1）目標

　新採用者が医療現場における保育士としての基礎的知識・技術を身につけ，成長・発達に応じた保育を実践できるよう指導すること，そして保育士と他職種の立場や役割を理解し，医療チームの一員としての自覚を持つことができるよう指導することの2点を目標とします．

(2) 内容

　新採用者が保育の基本的知識・技術について学び，当センターの保育体制・保育形態を理解して，保育過程を展開することができるよう，医療保育オリエンテーションの実施と保育の実践指導を行います．また，医療現場の保育士として，安全に保育を実施するための安全対策（事故予防・感染予防）や医療チームのメンバーとしての役割を理解し，病棟の特性や個々の疾患・特徴を踏まえた保育支援を実施できるよう指導していきます．

(3) 指導計画：1か月目

　入職からおよそ1か月で，医療現場で働く保育士としての基本的な知識を学ぶことができるよう，医療保育オリエンテーションと保育の実践指導を行います．

i　医療保育オリエンテーション

　1週目に病院全体で行われる新採用者向けの全体研修で，当センターの組織について学び，医療保育オリエンテーションのなかでは，当センターの保育士の業務や保育活動について習得できるよう指導します．また，2週目は病棟での保育活動を見学するため，保育士の役割や当センターの保育方針，病棟で保育を行う際に必要な安全管理や情報収集の方法などについて指導します．3週目以降は，実際に保育を実践していくため，医療現場での生活援助の方法や配慮点，感染対策，保育記録の方法，チーム医療について学ぶことができるよう指導します．

ii　保育の実践指導

　入職から2～3週目は，指導者の病棟で保育の実践指導を行います．2週目は，指導者が病棟でどのように活動しているのかを新採用者が見学し，保育士業務の1日の流れや実際に患者・家族とかかわる際の配慮事項などについて，実践に活かせるよう指導します．また，3週目からは，新採用者自身が部分案に沿って集団保育や個別保育，生活援助などを実施していくため，部分案や実際の保育を振り返りながら保育内容や支援方法について指導していきます．4週目以降は，新採用者自身が配置された病棟で，部分案に沿って集団保育や個別保育を実施します．4週目後半には，日案を作成し，1日の流れを自分で組み立てて保育活動を実践し，入職2か月目以降より，配置された病棟での保育業務を1人で行えるように指導していきます．

　入職から1か月間は，毎日保育活動後に日々実践している保育内容を振り返り，集団保育や個別保育，生活援助などの支援方法について学びを深められるように指導します．

(4) 指導計画：入職2か月目以降

　入職2か月目以降は，配置された病棟で，1人で保育活動を実施します．そのため，保育士としての必要な基礎的知識や技術を習得し，病棟の特徴や患者一人ひとりの疾患・特性を踏まえた保育支援をすることができるよう指導することが必要となります．

i　医療保育オリエンテーション

　2か月目以降は，医療保育についての学びをさらに深められるよう，家族支援や子ども虐待・不適切な養育を疑う症例についての医療保育オリエンテーションを実施します．

　3か月目以降はケーススタディを通して，情報収集やアセスメントの方法を学び，個々の保育ニーズに応じた保育を実施できるように指導していきます．そして，対象患者の理解について学びを深められるよう，ケーススタディでの学びをもとに，事例検討として患者1事例をあげ，保育ニーズに応じた保育支援をどのように実施したのか保育過程をまとめます．新採用者が自分自身の保育

表1 新採用者指導計画①：入職1か月目

	目標	内容
第1週	◆当センターでの保育活動を知る	◆医療保育オリエンテーションⅠ 　①当センターの紹介　②当センター構成図 　③保育体制　④1日の流れ 　⑤保育士の主な業務　⑥係活動 　⑦年間計画　⑧守秘義務 ◇新採用者向けの全体研修
第2週	◆保育士の役割を知る	◆医療保育オリエンテーションⅡ 　①保育の方針 　②医療現場における保育士の役割 　③保育のねらい
	◆安全管理と事故防止について学ぶ	◆医療保育オリエンテーションⅢ 　①安全管理 　・感染防止について 　・危険防止について 　・持ち込み玩具について 　②事故防止 　・誤飲チェッカーの使い方 　・ナースコール，緊急ナースコール 　③インシデント・アクシデント 　・発生時の保育士の対応と報告 　④起こりうる事故と安全対策 　・保育中に起こりうる事故 　・保育活動場面別に起こりうる事故と安全対策
	◆申し送り・情報収集について学ぶ	◆医療保育オリエンテーションⅣ 　①保育記録について 　②情報収集について
	☆入院患者と保育士の1日の流れを知る	☆指導者の病棟で集団保育または個別保育を見学 ◇新採用者向けの全体研修
第3週	◆生活援助について学ぶ	◆医療保育オリエンテーションⅤ 生活援助について 　①食事　②排泄　③清潔 　④睡眠(生活リズム・休息)　⑤着脱衣
	◆感染対策について学ぶ	◆医療保育オリエンテーションⅥ 　①感染対策　②玩具の洗浄と消毒方法
	☆保育の実践を学ぶ	☆指導者の病棟で集団保育または個別保育を部分案に沿って実施
第4週	◆対象者の理解を深める	◆医療保育オリエンテーションⅦ 　①対象者理解 　②子どもを取り巻く入院環境 　③保育所保育士と医療保育士
	◆チーム医療について学ぶ	◆医療保育オリエンテーションⅧ 　①チーム医療　②他職種，他部門との連携
	◆保育記録について学ぶ	◆医療保育オリエンテーションⅨ 電子カルテ操作について 　①電子カルテ使用方法　②保育記録記載方法 　③情報収集
	☆保育の実践を覚える	☆配置された病棟で集団保育または個別保育を部分案に沿って実施
	☆医療保育について学ぶ	☆日案に沿って保育を実施

◆：医療保育オリエンテーション，☆：保育実践，◇：病院全体の新採用者向け研修

支援を振り返るとともに，他の保育士から意見をもらうことにより，保育支援の方法や保育内容について学びを深めることができるよう，1年の終わりにまとめとして，事例を保育士内で発表します．

ii 保育の実践指導

2か月目以降は配置された病棟で，1人で保育活動を実施します．重症心身障がいの患者や人工呼吸器装着患者，医療機器を多く使用している患者などの保育支援を初めて実施する際は，安全面に配慮し，患者に応じた保育支援の内容を実践ができるよう指導します．指導者との振り返りについては，新採用者の保育技術などの習得状況に応じて，その都度，実施していきます．疑問点や不安な点などについて解決できるよう，保育場面を日々振り返りながら指導をしていきます．

また，保育士が作成した評価シートを用いて，年に3回，自己・他者（指導者・看護師長）評価を行い，習得できていない保育技術を1年間で身につけられるよう，その都度，課題を見直し指導を行います．病棟の特徴や患者の疾患，病状に応じた保育支援を行うためには，他の職種と情報を交換，共有していくことが最も重要となるため，医療チームの一員として保育士の役割を理解し，他の職種とコミュニケーションを図ることができるように指導していくことも必要となります．

iii 係業務

担当している係では，2か月目以降に役割や業務内容を学び，3か月目以降から係のリーダーの指導のもと係業務を実施していきます．後期からは，次年度に向けてリーダー業務を習得できるよう，指導のもとリーダー業務も行っていきますが，病棟での保育活動と係業務を調整しながら指導していくことが必要となります．

❷ 2年目の指導について

新採用時に習得した医療現場における保育士としての基本的な知識・技術をもとに，保育士とし

表2 新採用者指導計画②：入職2か月以降

	内容
2か月目	◆係活動について ◆家族支援について 　①保育のねらい　②支援方法 ◆子ども虐待・不適切な養育を疑う症例について 　①対応方法　②保育記録の書き方　③配慮点 ☆配置された病棟にて1人で保育を実施（初めての重症心身障がいの患者，人工呼吸器装着患者，医療機器を多く使用している患者の保育の際は，指導者が指導に入る）
3～5か月目	◆ケーススタディについて 　①方法と内容を学ぶ 　②情報収集，アセスメントの方法を学ぶ 　③個々の保育ニーズに応じた保育を実施する
6か月目	☆係のリーダー業務開始 　係のリーダーの指導のもとリーダー業務を覚える
7か月目以降	◆事例検討に向けて ①患者1事例を挙げて，情報収集・アセスメント・実施・評価の流れを知る ②患者情報や保育支援の過程をまとめる ③保育支援方法や保育内容などを検討・評価する

・年3回，自己評価・他者（指導者・看護師長）評価を実施
・◆，☆のマークについては表1と同様です

ての視点をもち，多職種と連携しながら各患者の保育ニーズに合わせた保育支援が行えるように指導します．病棟での保育業務や他の職種との連携などについて指導者と振り返りながら，そのなかで疑問や不安に思うことや，相談したいことなどを適宜解決していくことで自信をもって保育を実践することができるように指導を行います．

（1）保育の実践指導

集団保育・個別保育において，基本的な保育技術を安全かつ確実に実施できるよう指導します．また，新採用時に続き，人工呼吸器装着患者や在宅移行患者など，重症度の高い患者への保育支援を行う際や家族支援などについては，適宜指導者と相談し，必要に応じて保育活動を振り返りながら進めていきます．ケースが難しい場合は，情報収集や患者理解，保育ニーズに合わせた保育計画の立案など，ケーススタディを通して情報を整理し，患者または家族の保育ニーズや患者目標を明確にし，保育士としての役割を見出すことができるように指導することが必要です．また，保育士としての視点をもって，多職種と情報共有や情報提供ができるように指導することも必要となります．

（2）係業務

2年目以降は，病棟業務と合わせて担当係のリーダー業務を行います．3年目以降からリーダーシップをとることができるように指導することが必要となります．ただし，病棟業務と係業務がバランスよく遂行できるよう，本人の習得状況に合わせて指導者と係のリーダーが連携し指導していきます．

❸ 3年目の指導について

指導者のフォローがつくのは3年目までとなるので，4年目以降から後輩指導ができるようになることも視野に入れて指導することが必要となります．

（1）保育の実践指導

各患者の保育支援方法について担当看護師と連携を図りながら実践し，保育士としての専門性を発揮できるよう指導していくことが必要です．また，病棟カンファレンスや多職種カンファレンスなどの場において，保育士として視点をもって情報提供していくことができるよう，指導者との振り返りのなかで状況を把握しながらサポートします．

（2）係業務

3年目以降は，保育士全体の業務内容にかかわる係や保育記録に関する係など，保育士全体の意見をまとめ，リーダーシップを発揮していくような係を担当します．そのため，保育士全体の業務内容に配慮しながら進めていくことが必要になります．指導者は，病棟業務と係業務のバランスを把握し，係の年間計画に沿って進めていくことができるようサポートします．

❹ 今後の課題

経験年数だけではなく，入職後の知識や技術の習得状況に応じた指導を行うことができるよう，現在，「達成レベル別教育計画」と習得状況を確認するための「達成レベル到達度表」の作成に取り組んでいます．

column

当センターの保育士に求められること

　本項冒頭にも述べている通り，当センターは各病棟に保育士1名の配置となります．そのため，積極的に他の職種とコミュニケーションを図りながら保育支援を行うことが必要です．また，当センターは重症度の高い患者が多く入院するため，患者・家族のみならず，他の職種とのコミュニケーションスキルも求められます．

　現場では経験年数にかかわらず，他の職種から保育士としての意見を求められることも多いため，医療現場における保育士として知識・技術を習得し，専門性を発揮できる力を身につけることが重要です．保育支援を行ううえで必要な医療知識や保育の質を向上するためには，院内・院外研修への参加や自己学習が必要不可欠です．入職後は病院という環境に慣れるだけでも精一杯ななかで，病棟業務や様々な業務を覚えていきます．入職前に医療現場における保育士としての知識を事前に習得されている場合，より技術を習得しやすい状況にあると考えます．

引用文献

1) 厚生労働省雇用均等・児童家庭局保育士養成課程等検討会，第5回保育士養成課程等検討会資料　厚生労働省ホームページ http://www.mhlw.go.jp/shingi/2010/02/s0226-5.html
2) 厚生労働省雇用均等・児童家庭局保育士養成課程等検討会，第9回保育士養成課程等検討会資料，厚生労働省ホームページ http://www.mhlw.go.jp/stf/shingi/2r9852000002ugji.html
3) 社団法人全国保育士養成協議会「保育士養成資料集第48号保育士養成システムのパラダイム転換III―成長し続けるためにおさえておきたいこと―」社団法人全国保育士養成協議会；2008：180
4) 上出香波，他．小児病棟における保育士の専門性に関する検討－医療保育専門士への面接調査を通して－．保育学研究 2014；52：105-115

医療保育の発展を願って

　遊びは子どもの権利です．そして子どもは遊びの専門家であり，どのようなときも遊ぶ力を持ち合わせています．

　しかし，療養環境の子どもたちはどうでしょうか．

　医師になって数年後，私は病棟に玩具が足りないと思い，病棟や外来に玩具を揃えたことがありました．何かが足りない，そう感じたのを今でも鮮明に記憶しています．その当時，私の所属していた前の病院には，子どもたちの遊ぶ相手がいなかったのです．

　子どもは，"遊び"を誰かと共有するという三項関係を通じて言葉や社会性の発達を育みます．療養環境においてその"誰か"を常に親であることを求めても，過酷な療養環境のなかでは少しばかり無理が生じる可能性も否定できません．遊びの支援の専門家である保育士の方々の専門性がそこに確実に活かされるのでしょう．

　小児医療とは，医療技術を基盤として子どもの心身が健やかに育つことを支える社会的営みであると言われています．"病気をもった子ども"という表現で，子どもの前につい枕詞をつけてしまいがちの医療現場ですが，子ども自身からみたら病気は子どもの人生の一部です．小児医療には，科学的エビデンスに基づいた（Evidence based）"生命の営み"へのケア，Narrative に基づいた"いのちの営み"（健やかな成長・発達）へのケアが両立すべきと考えます．

　小児医療における"いのちの営み"の支援に携わる専門家として医療保育専門士他，子どもの心のケアや意思決定などに関与する子ども療養支援士，チャイルド・ライフ・スペシャリスト，ホスピタル・プレイ・スペシャリストなどの専門職が配置され，子どもの自立に大きなインパクトを与えてくださるような，そんな療養環境を目指した情報発信として，本書籍の刊行を心から嬉しく思い，「子ども療養を支援するみなさまの応援」の言葉とさせていただきました．

　手にとってお読みになる多くの方々に，当センターにおける医療保育のあり方が子どもの療養支援の一つの形としてお伝えできれば大変幸甚に存じます．

国立研究開発法人　国立成育医療研究センター
こころの診療部医長
田中恭子

参考文献

- 平田美佳編，ナースのための早引き子どもの看護与薬・検査・処置ハンドブック．第2版，ナツメ社，2013；368
- 五十嵐隆編，これだけは知っておきたい小児ケアQ&A．第2版，総合医学社，2007
- 奥山眞紀子編，病気を抱えた子どもと家族の心のケア．日本小児医事出版社，2007
- 院内感染対策委員会　感染制御チームリンク部会　看護部感染対策委員会　感染防御対策室，院内感染防止マニュアル＜2013年版＞Revision.0.5，国立成育医療研究センター
- 医療安全管理室編，医療安全ポケットマニュアルVer．4，国立成育医療研究センター，2016
- 日本医療保育学会編，医療保育テキスト　日本医療保育学会認定医療保育専門士研修用テキスト．第1版，日本医療保育学会，2009
- 文部科学省，他著，平成20年告示　幼稚園教育要領・保育所保育指針　原本．チャイルド本社，2008
- 無藤　隆，他著，Nocco vol.2　ここが変わった！NEW幼稚園教育要領　NEW保育所保育指針．フレーベル館，2008
- 保育総合研究会監修，新保育所保育指針サポートブック～保育課程から指導計画作成まで～．世界文化社，2008
- 林　典子，医療保育士の記録に関する研究－保育過程を書きやすく，伝わりやすい記録書式の検討－，聖徳大学大学院児童学研究科修士論文．平成23年
- 石黒彩子，他編，発達段階からみた小児看護過程＋病態関連図．第2版，医学書院，2012
- 立石　実著，こどもの心臓病と手術そのまま患者説明に使える　不安なパパ・ママにイラストでやさしく解説．メディカ出版，2011
- 濱　麻人，白血病（急性リンパ性白血病・急性骨髄性白血病），石黒彩子，他編，発達段階からみた小児看護過程＋病態関連図．第2版，医学書院，2012；275-291
- 別所文雄，他編，よく理解できる子どものがん診療を深めるための最新の知識とケア．第1版，永井書店
- 斎藤恵理子，他編，小児看護ぽけっとナビ．中山書店，2008
- 梶谷　喬，他著，医療と保育　ぜひ知っておきたい小児科知識．第1版，診断と治療社，2007
- 茎津智子著，発達段階を考えたアセスメントにもとづく小児看護過程．第1版，医歯薬出版，2012
- 榊原洋一著，エビデンスに基づく乳幼児保育・発達障害トピックス．診断と治療社，2012
- 梅谷忠勇，他編，特別支援児の心理学－理解と支援－．北大路書房，2015
- 国立成育医療研究センター看護基準手順委員会編，小児＆周産期の疾患とケア～成育看護の基準として．第2版，中山書店，2016
- 鴨下重彦，他監修，こどもの病気の地図帳．講談社，2002
- 細田満和子著，「チーム医療」の理念と現実．日本看護協会出版会，2009

索 引

和 文

あ

アセスメント …………………… 8, 16, 64, 65
アデノイド ………………………………… 111
アトピー性皮膚炎 ………………………… 76
アレルギー ………………………………… 48
　― 要因 …………………………………… 46
安全対策 …………………………………… 47

い・え・お

胃管カテーテル ……………… 14, 98, 115
易感染 ……………………………………… 20
医療保育 ………………………………… vii, 2
　― オリエンテーション …………… 127
胃瘻 ………………………………………… 15
インシデント ……………………………… 51
院内学級 …………………………………… 74
援助 ………………………………………… 2
親子関係 …………………………………… 42

か

家族関係 …………………………………… 42
家族支援 ……………………………… 42, 82
活動 ………………………………………… 84
　― 制限 ………………………… 10, 20, 87
家庭生活 …………………………………… 44
感覚統合玩具 ……………………………… 103
環境構成 ……………… 11, 17, 21, 24, 33, 35
環境整備 ………………… 10, 17, 21, 24
患者確認 …………………………………… 34
感染 ………………………………………… 49
　― 予防行動 ………………… 36, 87, 89
　― 予防策 ………………………………… 50
カンファレンス ………………………… 121

き

気管支喘息 ………………………………… 79
気管切開 …………………………… 15, 114
基本的生活習慣 …………………………… 32
虐待 ………………………………………… 100
急性リンパ性白血病 ……………………… 91
行事 ………………………………………… 26

き (cont.)

きょうだい関係 …………………………… 42
きょうだい支援 …………………………… 45
きょうだいへ及ぼす影響 ………………… 45
禁忌食材 …………………………………… 32

く

クリーンウォール …………………… 21, 22
　― 管理 …………………………………… 91
　― 管理中 ………………………………… 49
クリーンルーム ……………… 21, 22, 94
クリニカルパス ………………… 14, 111
クローン病 ………………………………… 73

け・こ

血液透析 …………………………………… 90
誤飲 ………………………………………… 49
　― チェッカー ………………………… 47
口蓋扁桃肥大 …………………………… 111
個室管理 ……………………… 77, 95, 96
護送 ………………………………………… 54
子育て支援 ………………………………… 44
子どもの患者の憲章 ……………………… vi
個別保育 …………………………………… 20
コミュニケーション ……………………… 43

さ

災害時の対応 ……………………………… 53
細気管支炎 ………………………………… 95
在宅移行 ………………… 83, 113, 116
酸素カニューレ …………………………… 15
酸素経鼻カニューレ ……………………… 95

し

自閉スペクトラム症 …………………… 102
重症心身障害児 …………………………… 97
集団保育 …………………………………… 17
終末期医療 ………………………………… 94
情報収集 ……………… 10, 17, 21, 24, 32, 35
上腕骨顆上骨折 ………………………… 108
人工呼吸器 ………………………… 15, 114
　― 管理 ………………………………… 113
新採用者教育 …………………………… 126
新採用者指導計画 ……………… 128, 129
身体的機能 ………………………………… 46

135

心嚢ドレーン	85, 86
腎不全	90
心房中隔欠損症	84
心理的支援	43

す・せ・そ

スキンケア	77
スタンダードプリコーション	50
生活上のトラブル	49
生活リズム	39
精神的機能	46
セルフケア	34, 75
—行動	14
先天性心疾患	81
専門職	123
専門性	123
造血幹細胞移植	94
卒後教育	125

た・ち

体動制限	84, 106, 109
高柵ベッド	15
多職種	120
他職種との連携	44
チーム医療	121
中間評価	67
中心静脈カテーテル	15, 91

て

低酸素性虚血性脳症	113
電子カルテ	58
点滴の刺入部	15, 95
転倒	48
転落	48

に・ね

日常生活動作の拡大	86
日本医療保育学会	126
ネフローゼ症候群	87, 90

は・ひ・ふ

パルスオキシメーター	14, 85, 95, 111, 112
標準予防策	50, 51
病棟保育士	123
不安の緩和	43
腹膜透析	90

ほ

保育過程	8, 58
保育記録	58
—の体系	59
—のテンプレート	59
保育計画記録	59, 64
保育計画実施記録	66
保育計画終了サマリ	69
保育参加記録	60, 61
保育支援	8
—の経過（サマリ）	69, 70, 76
保育士の専門性	45
保育士養成教育	123
保育ニーズ	8, 64, 65
保育の実践指導	127, 129, 130
保育方針	vii
保育目標	2
防護具	21, 22
ぽけっと保育	24
ボランティア	31

み・も

未熟児網膜症	105
申し送り	6

ゆ・よ

輸液ポンプ	15, 95
輸液ルート	15, 95, 112
養護	2

り

立案	65

わ

ワークシステム	104

欧文

ADL	86
CVカテーテル	15, 91
PSC	5, 121
QOLの向上	2
RSウイルス肺炎	95

- ![JCOPY] 〈(社)出版者著作権管理機構 委託出版物〉
  本書の無断複写は著作権法上での例外を除き禁じられています．
  複写される場合は，そのつど事前に，(社)出版者著作権管理機構
  （電話 03-5244-5088，FAX03-5244-5089，e-mail：info@jcopy.or.jp）
  の許諾を得てください．
- 本書を無断で複製（複写・スキャン・デジタルデータ化を含みます）
  する行為は，著作権法上での限られた例外（「私的使用のための複
  製」など）を除き禁じられています．大学・病院・企業などにお
  いて内部的に業務上使用する目的で上記行為を行うことも，私的
  使用には該当せず違法です．また，私的使用のためであっても，
  代行業者等の第三者に依頼して上記行為を行うことは違法です．

国立成育医療研究センター
基本から実践まで!! すぐに役立つ
医療保育実践マニュアル　　ISBN978-4-7878-2275-8

2016年9月30日　初版第1刷発行
2022年1月31日　初版第2刷発行

編　　集	国立研究開発法人　国立成育医療研究センター	
監　　修	賀藤　均	
発 行 者	藤実彰一	
発 行 所	株式会社　診断と治療社	

〒100-0014　東京都千代田区永田町2-14-2　山王グランドビル4階
TEL：03-3580-2750（編集）　03-3580-2770（営業）
FAX：03-3580-2776
E-mail：hen@shindan.co.jp（編集）
　　　　eigyobu@shindan.co.jp（営業）
URL：http://www.shindan.co.jp/

印刷・製本　広研印刷 株式会社

Ⓒ 国立研究開発法人　国立成育医療研究センター, 2016. Printed in Japan.　　［検印省略］
乱丁・落丁の場合はお取り替えいたします．

（改訂第4版）
医療保育 —ぜひ知っておきたい小児科知識

川崎医科大学小児科名誉教授　梶谷　喬
川崎医療福祉大学医療福祉学部医療福祉学科客員教授　佐々木正美　著
近大姫路大学教育学部こども未来学科教授　小河　晶子
川崎医療短期大学医療保育科教授, 主任/川崎医科大学小児科教授　寺田　喜平

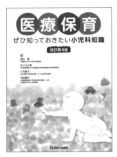

保育士資格を有する保育士が，より医療に関する専門性を高めて活躍するために最適のテキスト．小児の疾患の概論と各論に多くのページを割き，症状面と疾患面から説明している．疾患各論では，基礎知識から発展的な知識へ，段階を踏んで学ぶこともできるよう配慮している．今版ではエピペン®の使用方法，発達障害全般，アナフィラキシー，予防接種の基本などの記述を中心にアップデートした．

ISBN978-4-7878-2193-5　B5判　152頁　定価（本体2,500円+税）

保育士・幼稚園教諭・支援者のための
乳幼児の発達からみる保育 "気づき"ポイント44

山形大学教授　横山　浩之　著

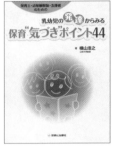

子どもにかかわる支援者のための保育・教育を，発達の視点から基本2頁でまとめた，すぐに使える実践書．発達をみるときには「遠城寺式発達検査表」を活用．最初に「ポイント」をまとめ，「すぐに実行」「これはNG」が一目でわかるように工夫．子どもに無駄な努力をさせないためには発達の視点が不可欠であることを，わかりやすく医師が問いかける"やさしい保育・教育"実践のための1冊．

ISBN978-4-7878-2071-6　B5判　140頁　定価（本体2,800円+税）

あいち小児保健医療総合センター編　～行動観察と小さな目標からはじめる～
気になる子どもの保育の基本 あい・あい保育向上プログラム

あいち小児保健医療総合センター保健センター　山崎　嘉久　監修
あいち小児保健医療総合センター診療支援部　今本　利一
大阪府立母子保健総合医療センター遺伝診療科　植田紀美子　編著

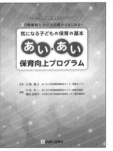

「あい・あい保育向上プログラム」は，あいち小児保健医療総合センター診療支援部の保育リーダー研修から始まり，10年あまりの実践と実績を通してまとめられたもので，障がい児や気になる子どもを含めたすべての子ども達を対象とした，日常生活の身の回りのこと通して子ども達の持っている力を引き出す保育実践プログラム．本書は，本プログラムの理念・効果・方法・事例から保育日誌への応用などをまとめたガイドとなる1冊．

ISBN978-4-7878-2120-1　B5判　144頁　定価（本体2,000円+税）

診断と治療社

〒100-0014　東京都千代田区永田町2-14-2山王グランドビル4F
電話　03（3580）2770　FAX　03（3580）2776
http://www.shindan.co.jp/
E-mail:eigyobu@shindan.co.jp